U0313666

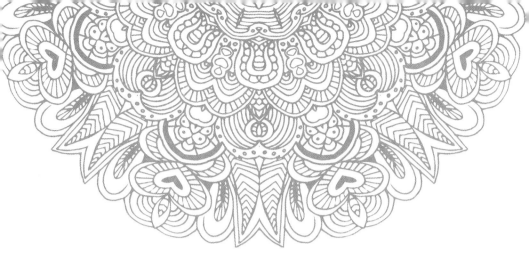

瑜伽体位法

Asana

［印］斯瓦米·库瓦拉亚南达 / 著

常虹 / 译

中国青年出版社

(京)新登字 083 号

图书在版编目(CIP)数据

瑜伽体位法 / (印)斯瓦米·库瓦拉亚南达著;常虹译. —北京：中国青年出版社，2017.1

书名原文：Asanas

ISBN 978-7-5153-4643-4

Ⅰ.①瑜… Ⅱ.①斯…②常… Ⅲ.①瑜伽 – 基本知识 Ⅳ.①R247.4

中国版本图书馆 CIP 数据核字(2016)第 325727 号

瑜伽体位法

作　　者：斯瓦米·库瓦拉亚南达 / 著
责任编辑：李璐依　吕　娜

出版发行：中国青年出版社
经　　销：新华书店
印　　刷：北京科信印刷有限公司
开　　本：700×1000　1/16 开
版　　次：2017 年 4 月北京第 1 版　2018 年 11 月北京第 2 次印刷
印　　张：14.5
字　　数：300 千字
定　　价：49.00
地址：北京市东城区东四 12 条 21 号
中国青年出版社　网址：www.cyp.com.cn
电话：010-57350346/349(编辑部)；010-57350370(门市)

本图书如有印装质量问题，请凭购书发票与质检部联系调换　联系电话：(010)57350337

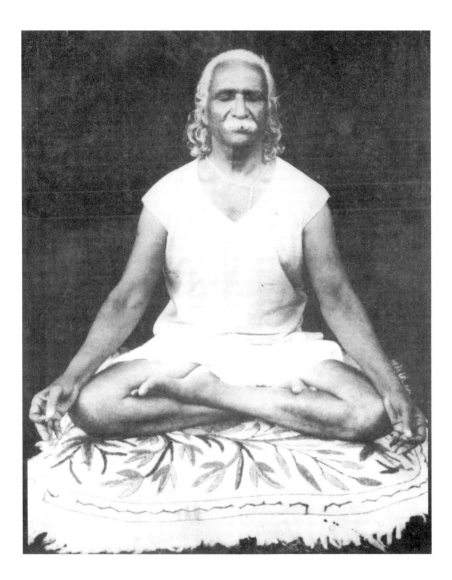

斯瓦米·库瓦拉亚南达大师

Swami Kuvalayanandaji （1883-1966）

目录

写在前面

在瑜伽盛行的今天，我们接触到形形色色的瑜伽流派，他们中有印度大师的原宗弟子在原有体系中的进一步延伸，也有西方弟子在学习修行中嵌入自身的体会和市场需求，发展出新的"流派"。但追本溯源，很多流派都来源于印度传统的哈他瑜伽。《瑜伽体位法》《瑜伽呼吸控制法》是本世纪著名的库瓦拉亚南达上师著撰的两本瑜伽手册，是学习和了解传统哈他瑜伽基本"教义"难得的指导手册。在我们不断地接触各种瑜伽流派及习练方法和理论时，了解它们的本源会帮助我们更加清晰地选择和进行瑜伽的习练和教授。因此，了解传统瑜伽的基本要素应该是我们瑜伽之路上的必修课。这也是我们选择出版这两本书的主要愿望。希望我们能够以读书的方式跟随已逝的库瓦拉亚南达上师，修习这门"功课"。

《瑜伽体位法》《瑜伽呼吸控制法》第一版于 2008 年出版。作为学习传统瑜伽的重要书籍，此书一经面世便成为瑜伽修习者的重要习练指南，帮助大家沿袭瑜伽的传承，守住瑜伽习练的根本法则，准确完整地阐述瑜伽给我们带来的身心效益。《瑜伽体位法》《瑜伽呼吸控制法》中文版第二版配图仍采用国际著名瑜伽行者默瀚老师的亲自演示图。默瀚老师的准确演示使本书的专业可参考度更为精准。

《悠季丛书》致力于引进印度及欧美出版的瑜伽经典著作,同时组织内地瑜伽领域专家撰著具有中国特色的瑜伽专著。目前,《悠季丛书》已经出版《纯粹瑜伽——印度瑜伽习练手册》(默瀚老师著)、《哈他瑜伽关键肌肉全解》(瑞隆老师著)、《光耀生命》(B.K.S. 艾杨格大师著)、《瑜伽体位法》(斯瓦米·库瓦拉亚南达大师著)、《瑜伽呼吸控制法》(斯瓦弥·库瓦雷亚南达大师著)、《哈他之光》(斯瓦特玛拉玛大师著)、《瑜伽休息术》(斯瓦米·萨蒂亚南达大师著)。还有其他的瑜伽经典著作正在引进及出版中。

感谢欧·彼·缇瓦瑞(O.P. Tiwari)大师在此书的选择、版权和出版过程中给予的支持。感谢中国青年出版社吕娜女士及同仁们,他们的精益求精使此书再版顺利面世。感谢悠季瑜伽默瀚老师,在此书版权合作、专业翻译解答、配图拍摄中做出了不可缺少的桥梁作用并做出了重要贡献。最后感谢所有的读者,因为你们在瑜伽中的精进求索,让这本书的传承意义得到绽放。

尹岩

《悠季丛书》主编

2016 年 12 月　北京

中文版序

　　眼光卓著的科学家斯瓦米·库瓦拉亚南达上师于1924年创建了印度卡瓦拉亚达汉姆瑜伽研究学院。他是精通梵文的学者，同时也是一位对瑜伽进行探究的实践者，这引导着他开辟了瑜伽科学研究的先河。《瑜伽体位法》和《瑜伽呼吸控制法》这两本书介绍了与这两个主题相关的详细知识，也涵盖了相关经典内容中的哲学方面的启迪和思考，同时也带领读者走上对瑜伽练习全面、详细和科学的分析道路。

　　我非常高兴这两本书的中文版本在中国大陆出版发行。毋庸置疑，广大的读者将从中汲取科学的、纯粹的关于体位法和呼吸控制法习练方面的知识。它们也将对科学地进行习练的瑜伽理念的传播大有裨益。

欧·彼·缇瓦瑞

印度卡瓦拉亚达汉姆瑜伽研究学院院长

前言

मू कं करोति वाचाल पड् गुं लङ् घयते गिरिम् ।

यत् कृ पा तमहं वन् दे परमानन्द दमाधवम् ।।

颂赞:向玛哈瓦(Mādhava)献上敬虔,至福来自于他的赐福,哑口者能成长为雄辩家,跛足者将阔步跨越山川。

我们非常荣幸能出版发行这本体位法的图书。在这本书里几乎详细地描述了每一个对身体和精神有价值的体式练习的方法。为了使描述更加的清晰,便于理解,每一个体式都配以图片。我们希望通过库瓦拉亚南达先生所设计的针对瑜伽身体练习的简短、完全和简易课程,使学习瑜伽的学生可以得到值得信赖的、完全的指导。为了更全面地涵盖身体练习的整个领域,在简短、简易和完全的练习课程中,倒箭式、瑜伽身印式、收腹收束、瑙利(腹部滚动)的内容也包含在此书中,虽然从技术上来说,它们并不属于体式的范畴。如果读者能从这本书开始学习,然后去学习另一本我们的《瑜伽呼吸控制法》,他将会知道对于一个实践瑜伽的学生来说瑜伽身体的练习课程是非常有价值的。

我们也没有把追求精神修炼的学生排除在外。本书中的"体式练习的准备"和"冥想体式"两章,是为了配合这套瑜伽丛书中的另一本《瑜伽呼吸控制法》中所讨论的有关于精神方面的内容,对于追求精神提升的瑜伽学生来说,这些内容是非常充足的,可以在练习上给予他们一个合理的开端。

在每个练习介绍的结束部分都非常简明地列出了这个练习对于身体和治疗方面的益处。我们这样做的目的是为读者强调不同练习的重要性。对于这套瑜伽丛书的读者,我们也予以了警示,不要只是依靠这本图书中的知识就开始练习瑜伽治疗的部分,因为"一知半解的知识是危险的",而且瑜伽治疗的知识并没有通用的规则。我们也特别地为我们的读者在不同的章节列出了各种注意事项。

这本图书的主要目的是给读者提供一个可实践的、瑜伽体式练习的指导。因此,我们没有在不同的练习中加入大量针对理论知识的讨论。这并不意味着我们的读者在练习体式时不需要了解一些解剖和生理方面的知识。在第一章和最后一章中我们给读者讲解了一些经过各种有力的科学方法证明了的有关体式的诸多实用的益处。但是毕竟对于治疗来说,实践胜于理论。练习的理论方面和体式的治疗方面,我们将在另一本书中详尽地讨论。这两者的结合将会满足一个普通的瑜伽练习者对于实践和理论的所有需求。

在《瑜伽体位法》这本图书出版之前,我们还出版过一本《瑜伽体式图表》,其中以简洁的方式解说了每一个体式的技巧。虽然这两本书有一定的关联性,但是我们还是要告诉读者下面的这些事实。就像是这本图书不能替代《瑜伽研究》期刊一样,《瑜伽体式图表》也不能替代这本图书。《瑜伽体式图表》中所给出的练习技巧是正确的,并且足够指导瑜伽学生去练习。但是关于体式的解剖学、生理学以及治疗学方面的了解则是非常的精炼和简洁。所以这两本书在内容上并没有什么可比性。

在《瑜伽研究》期刊和这本图书以及《瑜伽体式图表》中对于瑜伽练习技巧的表述，全部直接来源于过去梵文瑜伽的教科书和古代的瑜伽传统，其中只有很小的一些改动。在每个人的练习中应该完全遵循这些技巧，本书中所描述的生理学和治疗学上的益处，也是遵循这些技巧练习而取得的效果。

我们衷心地感谢众多修士们对本书的倾力合作。

我们致力于这套书的编辑已经超过二十年了。尽管在书中存在很多的不足之处，但是一直以来广大的读者却给了我们极大的包容。我们渴望今后能一如既往地得到这份厚爱。

"瑜伽带给人类一份全然的讯息。她浸入我们的体魄、心智及灵魂。充满聪明才智的年轻一代是否会将这些讯息传播给不仅仅是印度而且是全世界的每一个生命？"

库瓦拉亚南达

罗那瓦拉

1964 年 10 月 2 日

SYSTEM OF TRANSLITERATION FOLLOWED

IH THIS HANDBOOK

ॐ(ओम्)	'aum'	pronounce	'au' like	'o' in	'home'
अ	a	„	'a' „	'u' „	'but'
आ	a	घ़	'gh'	ध़	'dh'
इ	I	ङ़	ñ	ऩ	'n'
ई	î	च़	'ch'	प़	'p'
उ	u	छ़	'chh'	फ़	'ph'
ऊ	ū	ज़	'j'	ब़	'b'
ऋ	ṛi	झ़	'jh'	भ़	'bh'
ॠ	ṛî	ञ़	'n'	म़	'm'
ऌ	ḷi	ट़	't'	य़	'y'
ए	e	ठ़	'th'	ऱ	'r'
ऐ	ai	ड़	'd'	ऌ़	'L'
ओ	o	ढ़	'dh'	व़	'v'
औ	au	ण़	'n'	श़	'ś'
क़	k	त़	't'	ष़	'sh'
ख़	kh	थ़	'th'	स़	's'
ग़	g	द़	'd'	ह़	'h'

'l' a dento-lingual pronounced with a little rounding of lips

Nasalized म़ as in संयम- ṃ Nasalized म़ as in संलग्न- ṁ

संवाद्-m संहिता-m;

Nasalized ऩ as in मीमांसा- ṅ; Visarga- ḥ

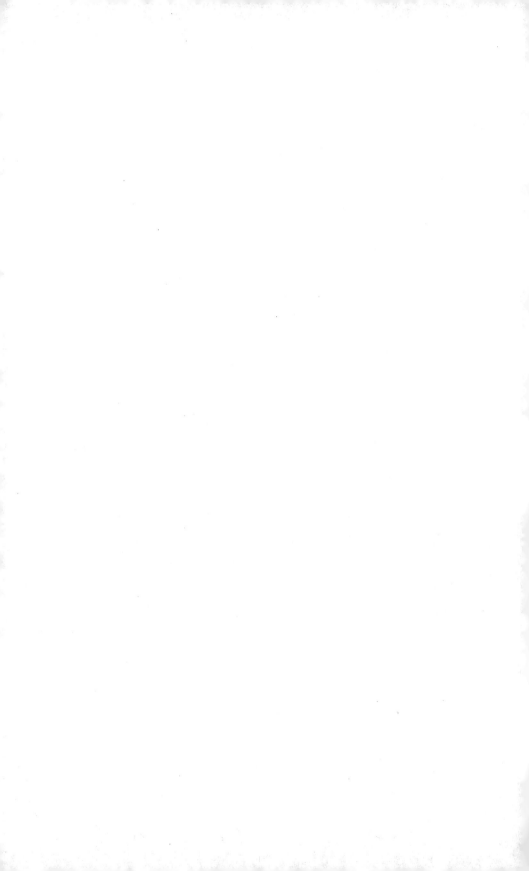

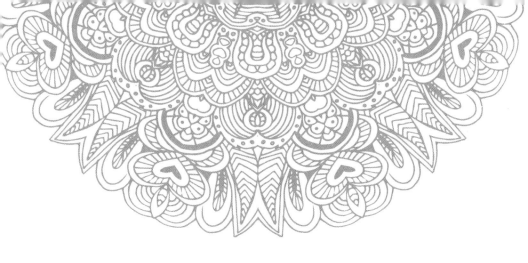

第一章

人　　体

介绍

　　一般来说,人体是由两大部分组成的:躯干和头部。手臂和躯干的上端相连接,双腿和躯干的下端相连接。手臂称为上肢,双腿称为下肢。骨是人体最坚硬的部分,它们组成了人体的框架结构(如图 1 所示)。这个骨的框架结构称为骨骼(或骨架)。身体的柔软部分——肌肉等附着于骨骼之上,起到支撑身体的作用,同时还有效地起到对人体器官的保护作用。举例来说,一些骨架结构非常巧妙地为大脑、脊髓、心脏和肺提供了保护,如保护大脑的颅骨、保护脊髓的脊椎骨、保护心肺的胸廓等。人体内一些非常重要的内脏器官,如胃、肠、肝、脾、胰腺和肾位于腹部,这些内脏则被两端附着于骨骼上的腹肌所组成的强壮腹壁所保护。由此可见骨架直接或间接地保护着对我们的生命非常重要的器官,并且支撑着由肌肉组成的外层的肉体,就像一件厚而舒适的外套一样。然而这些肌肉仅仅组成了人体凹凸有致的外表,还需要脂肪充填于这些肌肉的表面,才能组成更加圆润且丰满的、身体不同部位的外表(如图 2 所示)。皮肤则不仅填补了人体一些仍旧粗糙的部分,而且组成了人体最外层的光滑表面。

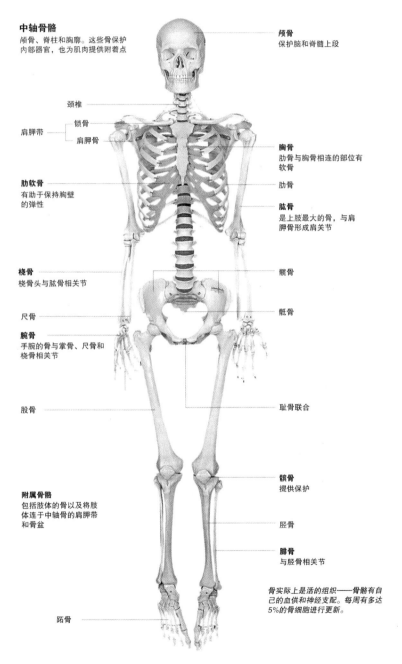

中轴骨骼
颅骨、脊柱和胸廓。这些骨保护
内部器官，也为肌肉提供附着点

颅骨
保护脑和脊髓上段

颈椎

肩胛带 — 锁骨
肩胛骨

胸骨
肋骨与胸骨相连的部位有
软骨

肋骨

肋软骨
有助于保持胸壁
的弹性

肱骨
是上肢最大的骨，与肩
胛骨形成肩关节

桡骨
桡骨头与肱骨相关节

髋骨

骶骨

尺骨

腕骨
手腕的骨与掌骨、尺骨和
桡骨相关节

股骨

耻骨联合

髌骨
提供保护

附属骨骼
包括肢体的骨以及将肢
体连于中轴骨的肩胛带
和骨盆

胫骨

腓骨
与胫骨相关节

骨实际上是活的组织——骨骼有自
己的血供和神经支配。每周有多达
5%的骨细胞进行更新。

跖骨

图 1 骨骼

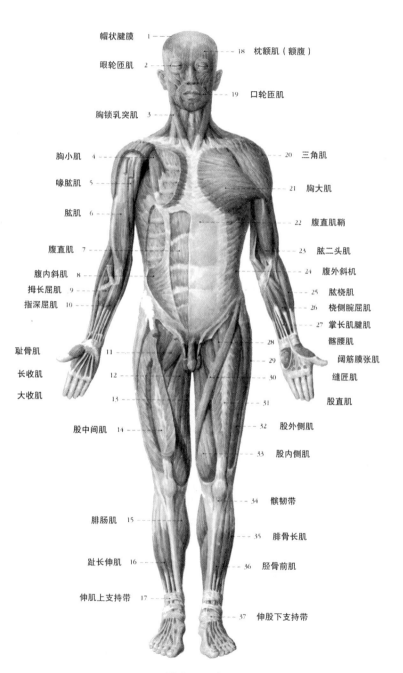

帽状腱膜 —— 1
眼轮匝肌 —— 2
胸锁乳突肌 —— 3
胸小肌 —— 4
喙肱肌 —— 5
肱肌 —— 6
腹直肌 —— 7
腹内斜肌 —— 8
拇长屈肌 —— 9
指深屈肌 —— 10
耻骨肌 ———
长收肌 ——— 11
大收肌 ——— 12
          13
股中间肌 —— 14
腓肠肌 —— 15
趾长伸肌 —— 16
伸肌上支持带 —— 17

18 —— 枕额肌（额腹）
19 —— 口轮匝肌
20 —— 三角肌
21 —— 胸大肌
22 —— 腹直肌鞘
23 —— 肱二头肌
24 —— 腹外斜机
25 —— 肱桡肌
26 —— 桡侧腕屈肌
27 —— 掌长肌腱
28 —— 髂腰肌
29 —— 阔筋膜张肌
30 —— 缝匠肌
31 —— 股直肌
32 —— 股外侧肌
33 —— 股内侧肌
34 —— 髌韧带
35 —— 腓骨长肌
36 —— 胫骨前肌
37 —— 伸股下支持带

图 2　肌肉

细胞

在上一节中我们的讲解已经涉及了人体的几个部分，如骨骼、肌肉、大脑、肝脏、脾，还有皮肤。当一个人死亡后，身体的这些部分也会随之死去。但是对于活着的人来说，我们发现并不是我们所提到的所有这些部分都是完全活着的。当我们的身体看上去健全和健康时，也许身体的某些部位已受到疾病的侵袭或是已开始腐烂。以上所提到的情况清楚地显示出身体的各部分都是有生命的，它们组成了完整的身体，当我们的生命结束时它们单独的生命也将一起结束，但也有可能身体其他的部分都还很健康时，个别的部分却已坏死。举例来说，一个人遭到了严重的烫伤，不仅是皮肤，手指的内部组织也会被累及。此时他的手指皮肤和肌肉发生了什么变化呢？会坏死！受伤的部分必须被外科医生清除，然后新的肌肉和皮肤将长出来补充这个部分。在治疗过程中，我们能很清晰地看到新鲜的肌肉和皮肤慢慢地长出来并替代了先前已被去除的坏死部分。

由此我们可能会问，那么什么才是人体最小的组成单位呢？这些既分享我们的整个生命，同时还拥有自己独立生命的部分是什么呢？生物学的解答就是：细胞。从科学的角度来看，人体就是一个由细胞组成的共合体。就像是一个共和国，每一个公民都分享共和国的生命，并在此期间度过他们自己的一生，细胞正是如此，在身体这个共和国中组成整个身体不同的部分，同时也有自己的生命历程。细胞是组成各器官的基本单位，它组成了我们的身体。当身体工作时，细胞承担着真正的责任；

当身体休息时,细胞则适时地得到修复;当身体得到食物和水时,细胞也汲取了营养;当身体喘息时,也就是细胞在呼吸:它们需要氧气。

如果我们想进一步了解并理解人体的结构和功能,学习一些关于细胞的知识是非常必要的。

细胞的结构很小,它们紧密结合在一起组成身体的每一个部分,然而它们的大小却不尽相同。某些部位可能每立方毫米内会有数百万的最微小的细胞,但是在有些部位可能分布的是较大的细胞,数目则不超过 1000 个。在一小滴血液中我们会计数到超过 5000000 个的细胞,它的体积实际上也就只有一立方毫米的大小。

那么细胞是由什么物质所组成的呢?它是由一种叫作原生质(protoplasm)的物质所组成的(形成细胞的不同物质总称为原生质——译注)。生物学家认为细胞是组成所有生命的基础物质,并得出结论:所有生命都是和原生质相关的。这是因为具有原生质的细胞可以成为独立存活的器官单位,它可以吸收营养物质,并且可以生长甚至可以再生出同类的细胞。

细胞再生的进程非常有趣。每个细胞都有自己高度集中的部分,称为细胞核,这个细胞核就像是细胞的灵魂。当细胞再生的过程开始时,细胞核先分裂成为两个,之后这两个部分开始独立工作,逐渐成长为两个将要成熟的细胞。当成长的过程完成时,它们就分裂成为两个独立的可完成任务的细胞,成为它们自己再生后的母细胞,然后这两个母细胞分别再接着分裂,如此循环。这种细胞倍增的过程可以在伤口快速被修复时被我们亲身所体验到。

虽然所有的细胞都是由原生质所组成的，但是它们的形状还是根据它们所属器官的不同而有所不同。例如：肌细胞是梭状的，而腺细胞则是立方形的。

若干细胞组成了解剖学上所称的组织。广泛地讲，在有些人体的组织中，原始的细胞(原来形态的细胞)变成了纤维，因此神经纤维和骨骼肌其实也是改型后的细胞。每个组织不仅有自己区别于其他组织的形态，而且也具有自己特殊的功能。全身各处的器官都是由这些组织所组成的，所以这些组织的功能也根据它们所属的器官拥有不同的特征。肌肉的活动特征就是收缩，我们会发现所有的肌肉组织在受到刺激时的反应都会是收缩。如果是腺体的组织，在活动时则会分泌液体。同样的，神经纤维则可以传递神经冲动。

通过以上的介绍我们知道了组成人体的基本单位是细胞，细胞结合起来组成不同功能和形态的器官。但是，是什么使细胞存活并具备它的功能的呢？细胞在工作时它们本身是处于消耗的过程，那么是什么使它们具有修复自己的能力的呢？答案是：营养物质。每一个细胞都不断地由氧气、水、蛋白质、脂肪、糖和盐提供给它们营养。这些营养来自于我们的呼吸、喝入的液体和吃进去的固体的食物。这些营养物质使细胞有能力去制造原生质，原生质则使细胞具有生存的能力并具备应有的功能，甚至能够繁衍。

我们将要进一步学习通过嘴吃进的食物、喝进的液体，还有通过鼻子吸进的空气内的营养元素先是做好准备，接着又被每一个细胞吸收利用。在这之前，我们先来看看骨骼和肌肉是如何组成我们的人体的。

骨骼

成人全身大约有 200 多块骨头。现在我们来介绍它们是如何组成人体的框架并支撑身体柔软组织的。我们来看图 1，这幅人体骨骼图不仅让我们清楚地看到躯干、腿和手臂的骨骼组成，甚至还可以看到手指、脚趾内的坚硬骨骼部分。骨骼以关节相互连接在一起，使身体各部位能进行有一定限制的各种运动，这些运动由连接关节之间的肌肉来完成。为了使关节的活动圆滑，相连接的骨骼之间不仅有柔软的软骨垫，而且在关节内还会以分泌的形式产生一种起润滑作用的分泌物。

背脊骨是一组非常完美的骨关节结构，也叫作脊柱。脊柱原本由 33 块可相互分开的椎骨所组成，每一块称为脊椎（如图 3 所示），但你会发现实际上只有 26 块，这是因为在成人体内其中的一些部分已经相互融合为一体了。最靠上的 7 块椎骨位于颈部位置，称为颈椎；接下来的 12 块在上背部区域，称为胸椎；然后下面的 5 块支撑着腰部区域称为腰椎，再之下是骶骨，起初它是由 5 块椎骨所组成的，后来相融合为一块；最后的一块是尾骨，它由 4 块未充分发育的椎骨所组成。

这些椎骨一块接一块地连接起来，每一块上下的结构都和毗邻的并可以运动的关节结构契合。在毗邻椎骨之间会有柔软的骨性物质位于其中，起着垫子的作用，它们被称为软骨，它们的存在使得椎骨能有一定的范围活动。纤维性的带状组织，称为韧带，则将 26 块分开的椎骨连接成整个脊柱。每块椎骨的中间都上下贯穿着一个空管，所有椎骨的空管一个接一个，组成了一个安置脊髓的管道，这个管道叫作椎管。图 3

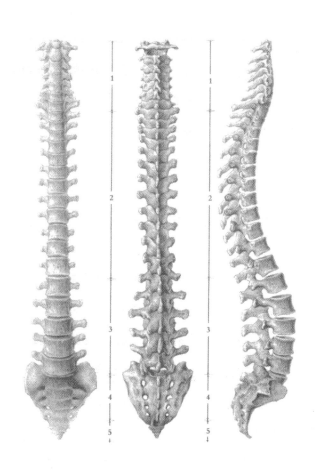

图3　脊柱

1.颈椎　2.胸椎　3.腰椎　4.骶骨　5.尾骨

中展示了它的结构。

强健的肌肉环绕在脊柱周围,使它可以在几乎所有的方向上进行运动,例如后弯、前弯、左侧弯或右侧弯,还有相当大程度向右和向左的扭转。脊神经穿过每两个相毗邻的椎骨之间并分布到全身不同的部位。

肌肉系统

整个肌肉系统大约由 500 多块肌肉所组成。它们由人们常说的"肉"(flesh)所构成,不仅覆盖在骨骼上,而且还填满人体深处。骨骼肌是由小而纤长,称为肌纤维的组织所组成。胃壁和肠壁也都是由肌肉细胞所组成的。当这些细胞和纤维在收缩时会缩短,因而会使整块的肌肉产生收缩而变短。当组成肌肉的纤维工作时,肌肉不仅会变短,中间的部分还会变粗。肱二头肌收缩时可以直观地感觉和看到这种肌肉的变化状态。肱二头肌在我们的上臂处,手肘弯曲时它就处于工作、收缩的状态。在我们的右手肘处于伸直的状态时,以我们的左手抓住右手臂上侧,我们屈右肘时就会感觉到左手下的手臂会膨出变大。这种变化就是肱二头肌收缩而引起的肌肉中心部位变厚变粗的结果。

我们所有的身体运动都是由覆盖于骨骼上的肌肉带动而产生的。我们可以在自己的意愿下进行所有的运动,这很简单,那是因为我们的运动是可以受自己意愿控制的,这些可以被意愿控制的肌肉称为随意肌。然而还有一些其他的肌肉,它们的工作是不以我们的意愿所支配的,这些肌肉称为非随意肌(或不随意肌),典型代表就是胃、肠和心脏的肌肉,动脉血管壁也是由非随意肌所组成的。

在我们了解了位于不同器官的非随意肌之后，将会很好地理解非随意肌的工作。现在,我们先来讨论有关随意肌的重要性。

横膈膜可能算是人体中最为重要的随意肌了。它是一块位于胸腔和腹腔之间强壮的圆顶状肌肉,分割了胸腔和腹腔。它向上凸的表面向着胸部,一分钟之内会上下运动数次。当它向下运动时,胸部纵向的空间有所增加,这会引发吸气的过程,而在腹部,横膈膜的运动会在腹部的内脏上施加温和的压力,给予它们一种按摩,这在很大程度上维持了脏器的健康。

但是横膈膜并不是唯一作用于呼吸的肌肉，还有其他的肌肉协助完成呼吸的过程。这些肌肉就是位于肋骨之间的肋间肌。

腹部也有很多强壮的肌肉共同保护着腹部的内脏。我们在这里只讨论其中的一组肌肉,它们垂直地位于腹壁前侧,叫作腹直肌。它的上端附着于肋骨下缘,下端则附着于耻骨。当它们收缩时会使身体前弯,在呼吸时,它们会向内运动和横膈膜合作,也给腹腔内不同的内脏器官进行按摩,来提升它们的健康程度。

我们已经学习了一些组成人体的骨骼和肌肉的知识，接下来将会进一步讲解关于细胞吸收营养的方式，是它们组成了我们的整个身体。

循环系统

携带营养物质到全身每一个细胞的任务是由血液承担的，这是我们每个人都知道的。组成血液的成分有血浆和一小部分固体物质,这小部分固体物质被称为血细胞。血细胞由两个不同的部分组成:红细胞和白细胞。红细胞很小但是数量远远多于白细胞。通常红细胞的直径仅为 $6\sim8\mu m$,因此每立方毫米血液都包含着数以百万计这样的细胞。

一个健康的成人的血液总量据估计大约占身体总重量的十三分之一。根据这个数据,如果一个体重是 80 千克的人,他体内就有 10.4 千克的血液。

这些血液持续地在全身循环并被输送到每一个细胞,它们进入细胞时供给细胞氧气、蛋白质、脂肪、糖和盐,细胞则以这些物质作为营养。血液从细胞出来时带走二氧化碳和尿等,细胞把这些物质作为废物排出,再由血液携带最终经由肺、皮肤还有肾等清除出体外。通过这种代谢方式使血液始终保持着必要的清洁度;同时细胞则不断地从血流中获取所需要的营养成分。因此血液也从肺部和消化系统源源不断地获取营养物质以满足细胞的需要。

血液中的红细胞承担着运送氧气的任务,其中的固体物质称为血红蛋白,它对于氧气具有很强的亲和力,它们从肺中获得氧气然后携带给细胞。

我们来关注一下血红蛋白的特性。当它携带氧气时会呈现鲜红色,但是当氧气被送出后,它的颜色会变淡一些。更进一步来说,如果它携带了二氧化碳,颜色则会变暗。它的这个特性会让我们对血液的不同颜色有所理解。让我们来一探究竟。当血液流入细胞,红细胞中的血红蛋白与氧气结合,并使它们所属的整个血液呈现出鲜红的色彩;当血液流出细胞时,红细胞中的血红蛋白已将氧气释放,不仅如此,此时它们还携带了从细胞中释放出的二氧化碳。血红蛋白和二氧化碳结合变成较深的颜色,从而导致了整个血液所呈现出暗红色的外观。

以上我们已经了解了血液的特征和它是如何在人体内工作的。下面我们将进一步介绍是什么人体器官承载着血液永不止息的循环。

这组器官由心脏、动脉、毛细血管和静脉组成。心脏是一个中心泵,它将血液泵向全身使之循环起来。最大的管道从心脏发出,叫作主动脉,然后分支再分支直到它的分支布满全身的各器官。主动脉分支到各器官的血管都分别有它们的名字。主动脉以及它的分支叫动脉,这些动脉进一步分支到达各个器官然后分支为不可计数的、很微细的大约仅仅大于 $6\sim8\mu m$ 直径的管道,这些发丝一样的小管子我们称之为毛细血管。人体各个器官内的每个细胞都被毛细血管所环绕着。这个毛细血管的网络在每一个器官扩展再扩展,然后又逐渐开始联合,组成粗一点再粗一点的管子,最后合并成两个完全圆形的管子直接通到心脏。从毛细血管回到心脏的血管叫作静脉。

接下来我们更多地去了解一下循环系统中的各个器官。心脏是一个梨形中空的器官,它的脏壁是由非随意肌所组成的。它位于胸部的两肺之间(如图4所示)。心脏的腔由一个隔膜将它分为两部分:左侧和右侧。分割心脏的这个隔膜在心肌表面显示为穿过它的一条沟(如图5所示)。心脏的左侧和右侧的腔又各自被分为上下两部分,上面的腔称为心房,下面的腔称为心室。因此在心脏中总共有 4 个腔:左心房、左心室、右心房、右心室。在每个房室之间有一个阀门,它允许血液从心房流

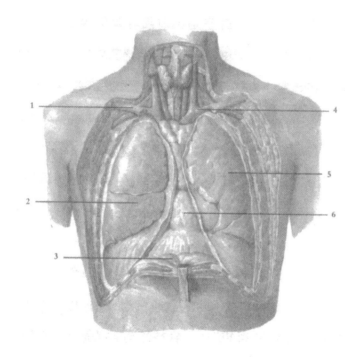

图 4　肺和胸膜(前面观)

1.锁骨　2.右肺　3.膈　4.左锁骨　5.左肺　6.心包

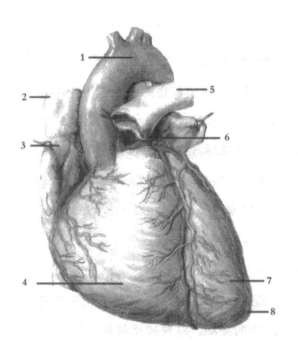

图 5　心脏的外形和血管(前面观)

1.主动脉　2.上腔静脉　3.右心耳　4.右心室

5.左脉动脉　6.左心耳　7.左心室　8.心尖

向心室,但是血液不能倒着从心室流向心房。动脉血管和静脉在心脏处建立了连接。

我们已经知道了心脏是由非随意肌所组成的。每个健康个体的心脏收缩和放松每分钟大约70次。它挤压时称为收缩,放松则是我们熟知的舒张。收缩就是心脏的工作时间,舒张则是它休息的时候。还有一点需要注意的是,心脏的收缩并不是整体的一次性地收缩,而是分次在不同的部位收缩,先是两个心房收缩,紧接着就是两心室收缩。心房和心室在它们各自的收缩阶段后都会使整个心脏休息、放松。据观察,心脏舒张持续的时间会比收缩时间略长一点儿。因此人们说心脏每天睡13个小时觉工作11个小时。睡觉时的心脏被动地从身体接受回流的血液,而工作时的心脏则主动地将血液泵入身体。

下面让我们跟随着在循环系统中的血流来了解这个过程。两个大的静脉,上腔静脉和下腔静脉(如图5所示)将血液注入右心房。上腔静脉收集心脏以上身体部分的由各分支静脉从各部分收集的血液。当收集这些静脉血时,右心房是舒张的。当这个心房收缩并挤压它其中的内容物给右心室时,右心室是处于被动接受状态的,也就是处于放松状态。现在轮到右心室收缩并将其中的血液泵入肺动脉进入肺部,血液经过肺部时,其中含有的二氧化碳在此进行了交换,血液变得新鲜、充满氧气,血液的颜色也开始变为鲜红色。现在这些含氧的血液将被运送到全身不同的细胞内。为了完成接下来的步骤,血液从肺部经由肺静脉到达心脏,这些血液在左心房舒张时涌入左心房,左心房收缩将血液挤压到心室,之后左心室收缩时将血液泵出进入主动脉,逐渐进入它的各个分支中。

　　左心室的地收缩是如此充满活力,血液被泵入主动脉并分流进入它的分支时造成不断地冲动。这种冲动就是医务人员在病人的手腕处能触摸到的脉搏。左心室这种充满活力的收缩也可以在胸部被人们感觉到,称为心跳,它是左心室在充满力量的收缩时震动胸壁所产生的结果。

　　每次收缩期间心脏大约泵出 120 毫升左右的血液到动脉。我们已知道心脏每分钟大约收缩 70 次左右,因此我们可以算出每分钟我们的心脏泵入动脉的血液要超过 8400 毫升,也就是相当于半桶煤油的量。

　　血液从动脉中进入毛细血管中然后再进入静脉中,最终两个腔静脉从所有的静脉收集了血液然后将它们注入右心房内。

　　每一次血液在进入动脉时都可以感觉到来自心脏的推动力。在靠近心脏时这股力量是最强大的,当血液流向远处时,推动力就会变得越来越弱。到了毛细血管时,它的力量已不足以引起像在动脉时那样的搏动了,因此在毛细血管里的血流是很缓和的。到了静脉时,推动力继续减弱直到它们快要回到心脏时完全丧失了这种推动力。实际上心脏是将连接于他处的血液吸入自身的。

　　上面所讲述的就是心脏将血液泵出流向血管,再由血管流回心脏的循环过程,也就是血液流经动脉、毛细血管和静脉之间的循环过程。

　　动脉和静脉都由相同类型的组织所组成。有些部分弹性的组织占优势,其他部分则是由收缩性的组织占优势。动脉在结构上要远远比静脉强壮,所以当静脉空着时就会坍陷,而动脉则还会保持它原有的管状结构。然而即便是最弱的静脉也不会允许血液在流经它们时通过它们的管壁与外界发生物质交换,只有在毛细血管中才会发生物质交换,因为毛细血管的管壁是非常薄的。因此血液会在肺中的毛细血管内进行二氧化碳和空气中的氧气交换,在经过身体其他部分的毛细血管时,将会进行营养物质,以及氧和从细胞产生的废物的交换,废物由二氧化碳等组成。

呼吸系统

在循环系统的学习时我们已经了解了血液流经肺部的毛细血管,其中的二氧化碳和肺泡中所含空气中的氧气交换的过程。气体交换是因为一定量的新鲜空气被不断地吸入肺部,下面我们将进一步学习了解这些新鲜空气是如何在肺部有效地进行气体交换的。

如果我们有一个弹性橡胶的球,它有一个开口,当我们挤压这个球,会看到球中的一部分气体被挤出去;如果我们去除了施加在球上的压力,它就会恢复到原来的大小,而且还会从外界吸进一些气体。现在我们来了解一下这个过程产生的原理。球体外的空气就是存在于各处自由的空气,它们总是处于略低于一个大气压或是相当于760毫米汞柱的压力。一般情况下球内气体的压力也会保持在相等的压力,因为通过开口处它可以自由地和外界空气进行交流。现在,当球被挤压时,它的内在容积变小了,同时就会造成内在压力相应增高,为了达到球内压力与外界压力的平衡,球内的一部分气体就被排出球外,当去除施加于球上的压力后,它便恢复到原来的大小,容积增大(球内的部分气体被排出时它的容积也变小)。此时它里面气体的实际量比它可以承受的量要少一些,恢复体积后球内的气体压力则低于球外的压力,这时球外的气体就会进入球内使球内外的压力再次达到平衡。

现在我们以两个分别在末端开口于一根管子的球来代替我们前面所讲到的这个球,这两个球上的管子最后合为一个,如果我们给这两个球内填充可透气的并且弹性良好的海绵状物质,这两个球就相当于肺。让我们来看看它们是怎么工作的。

肺分为左肺和右肺。它们都是由海绵状的物质所组成的。右肺分为三个部分,左肺分为两部分,每一部分称为叶(如图4所示)。左肺和右肺在一个密闭的空间内,由胸膜所包裹,分为壁胸膜和脏胸膜。

每侧肺部都有一个管状的开口,叫支气管。与左肺连接的叫左支气管,右侧的则叫右支气管。两侧的支气管合并为气管开口于喉部,喉部则与鼻部相通。肺通过支气管、气管、喉部、鼻部持续不断地与外界的大气进行交流。

两肺所处密闭的这个笼状的空间称作胸部。它的周围由具有柔韧度的肋骨所组成,底部则由强健的肌肉组成,被称为横膈膜。肋骨的上下移动是由肋间肌带动完成的。由于肋间肌和横膈膜的作用,胸部每分钟会有数次的扩展和收缩。当胸部收缩时肺部受到压缩,它内部的气体就被排出体外,就像是橡胶弹性球里的气体受到压力后排出一样。这个气体排出体外的过程叫作呼气。当胸部再一次扩展时,肺部的压力降低,因此它会从大气中吸进一些空气。这个从外界吸进空气到肺部的过程叫作吸气。吸气和呼气两者构成了呼吸,参与呼吸的所有器官组成了呼吸系统。

在前面一段里我们已经了解了空气是如何进入肺内的，现在我们要开始了解空气是如何通过肺内的气体交换进入血液循环中的。前面已介绍了支气管，它是肺部和大气交流的连接通道。这些支气管在肺内逐渐分支为更细小的支气管，直到几乎达到直径只有 0.65 毫米的末端支气管。至此，它们停止了进一步的分支，转而由非常微小的肺泡包绕组成。空气进入肺内将尽可能到达最末端的肺泡中，肺泡壁非常的微薄，气体可以很容易地穿过。现在肺内所有的肺泡组成了一张巨大的网，它们将来自于心脏充满二氧化碳的血液分送到这些毛细血管中。这种血液迫切需要释放出其中的二氧化碳，同时获取氧气输送到全身细胞并带给它们养分。这些毛细血管的管壁也很微薄，它们允许二氧化碳的排出和氧气的进入。即便是将肺泡和毛细血管的管壁结合变厚，也没有足够的能力去阻止气体的交换。所以来自肺部的空气从毛细血管中的血液中带走二氧化碳，氧气则进入其中。

每一次吸气我们大约吸入 500 毫升空气到肺中，其中大约含有 105 毫升左右的氧气。然而并不是所有的氧气都能被血液吸收，只有 24 毫升左右会在血液里获得接近或者是等量的二氧化碳的交换。所以当气体从肺中排出时，其中包含所有从血液中排出的二氧化碳和没有被血液吸收的剩余的大量氧气。一个健康的成人呼吸的频率约为每分钟 14~18 次。

消化系统

我们学习细胞的知识时已经知道它们需要氧气、蛋白质、脂肪、糖和盐作为它们生命不断更新所需的营养物质。除了氧气由呼吸系统提供外,其他养分的获取和准备则由消化系统来承担。我们现在将要学习这个系统的不同的组成部分和它们为细胞提供营养的方式。

消化系统的主要组成部分是一条连续的管道,也就是消化道,食物沿着它经过身体。这个管道大约长9米多,从口腔开始至肛门处结束。只有很小的一部分管道是位于胸部的,大部分的管道则位于腹部。口腔接着的部分是咽部,向下到喉部,末端在食道(或称食管)。食道在气管的后侧几乎垂直地贯穿胸部,直到它穿过横膈膜进入腹部(如图6所示)。食道大约长23厘米左右。在进入腹部后消化管便扩大成为胃,胃是消化道上唯一扩大的部分。然而,胃并不是一个直的管道,它是弯的,图6中标示了它的小弯(或者叫内弯)和大弯(或者叫外侧的弯)。胃位于横膈膜之下并横跨腹部的左右,它的末端连接小肠(十二指肠)。胃有两个开口,上面的连接于食道,下面的连接于小肠。这两个开口的周围都由强壮的肌肉形成一个环,正常情况下它们都是处于关闭状态的,但在必要的时候它们就会开放。上面的开口叫贲门,下面的开口叫幽门。

小肠之所以称为小肠是因为它的口径较小。但是它却足有6~7米长,它们被很妥善地盘卷几次,安置于腹部(如图7所示)。小肠被分为三部分,依次被称为十二指肠、空肠和回肠。

回肠以瓣膜的形式连接大肠的盲肠部分,称为回盲瓣(回、盲肠交界处,回肠末端的环形肌突入盲肠内,表面覆盖黏膜,形成上、下两个唇样的皱璧,叫回盲瓣——译注)。

大肠之所以称为大肠是因为它的口径较大,近3.8~7.6厘米。它的

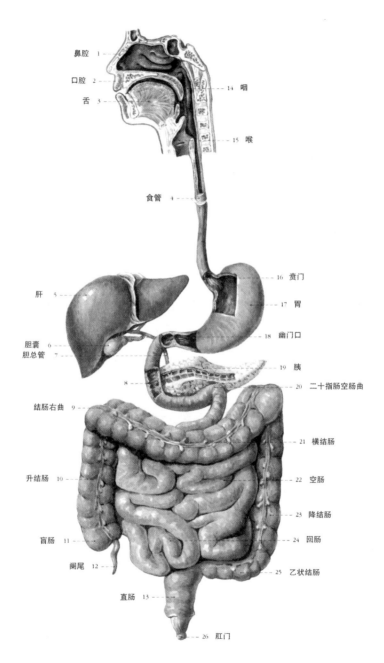

鼻腔 1
口腔 2
舌 3
14 咽
15 喉
食管 4
16 贲门
肝 5
17 胃
胆囊 6
胆总管 7
18 幽门口
19 胰
8
20 二十指肠空肠曲
结肠右曲 9
21 横结肠
升结肠 10
22 空肠
23 降结肠
盲肠 11
24 回肠
阑尾 12
25 乙状结肠
直肠 13
26 肛门

图 6 消化系统

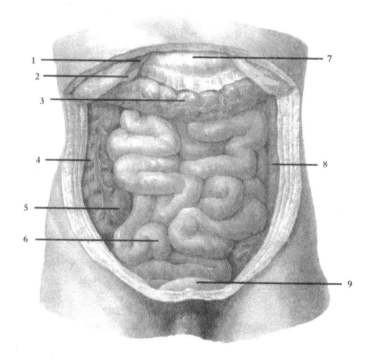

图 7

1.肝　2.胆　3.横结肠　4.升结肠　5.盲肠　6.小肠　7.胃

8.降结肠　9.膀胱

长度只有 1.5 米左右。它在腹部盘卷的小肠外形成一个圈,不同的部分叫不同的名字。回盲瓣下的部分叫作盲肠。盲肠的末端是一个很小器官叫阑尾,当这个器官发炎时会导致阑尾炎。

大肠末端是直肠,长约 15 厘米。大肠最后的一部分也属于消化管,称为肛管,长约 2.5 厘米左右。直肠和肛管是连接的。消化道最终的开口称为肛门,它的周围环绕着强壮的肌肉环,在排便时它会开放,但是其他时间则是收缩关闭的。

消化管是由强壮的肌肉层所组成的。波浪状的收缩逐步向下推动其中的食物向前,这个波浪状的运动称为蠕动。如果蠕动的方向是相反的,其中的内容物则被送到相反的方向。反向的运动称为反蠕动。呕吐就是由反蠕动造成的。

消化管的整个内侧都附有一层黏膜,同样细腻的组织也存在于口腔中。有几个腺体位于消化管中并释放它们的分泌物到消化道中来帮助完成消化的进程。唾液腺在口腔中,胃液腺位于胃黏膜上,肠腺则内衬于肠内。

如果不将肝脏和胰腺这两大腺体列入消化系统的介绍中,那么无论任何形式的介绍都是不够完全的。

肝脏是人体最大的腺体。它大约重 1.65 千克,位于横膈膜下的右侧腹部(如图 7 所示),左侧扩展至略超过胸骨的位置。肝脏在消化系统中是非常重要的一部分,从胃和肠里吸收的营养物质由静脉血带给它并被它消化吸收。如果肝脏得不到基本营养物质的保障,将会导致各种不同的身体失调现象。肝脏的重要任务之一就是生产胆汁,它们一般会被储存在一个叫胆囊的容器内(如图7所示),然后通过胆总管流入十二指肠。

胰腺则小于肝脏很多。它大约只有57~85克,是一个不规则的棱柱状体。它位于胃的后侧,这个腺体也产生一些分泌液和胆汁一起流入十二指肠,它们叫作胰液。胰腺对于食物的消化起到了非常重要的作用。

到目前为止我们已经了解了消化系统的各器官,现在让我们来了解一下食物是如何被消化吸收并将营养物质输送到每个细胞的。

为了使我们很好地理解消化和营养吸收的问题,我们有必要了解一些生化和生理的相关知识。通过化验不同食物的化学成分,我们看到主要有四大类,它们是:蛋白质、碳水化合物、脂肪和盐。除了碳水化合物包含淀粉和糖以外,食物是有可能只有单一种类的营养物质所组成的,但是一般的食物都是由以上所提到的化学物质混合构成。例如:糖就被归入碳水化合物;酥油(印度酥油)则只有脂肪而没有其他成分。但是小麦、玉米和大米则含有蛋白质、脂肪和碳水化合物;牛奶则含有以上的四种成分。当然不同的食物品种会含有不同量和不同种类的营养成分。例如:大米中的脂肪含量仅仅只有0.4(单位),但是小麦则是1.7克,水牛奶则是9克。另一个重要的事实需要得到我们的关注,就是这些食物的化学组成成分的水溶性。盐和糖是溶于水的,而蛋白质、淀粉和脂肪则是不溶于水的。消化道内的黏膜只允许水溶性的化学物质通过,因此糖和盐可以通过黏膜,而蛋白质、脂肪和淀粉则不能。但是我们知道人体细胞需要持续地被供给的不仅是盐和糖,它们同样需要蛋白质、淀粉和脂肪,所以,后面的三种食物中的组成物质如果要能被细胞所利用,就必须要通过以下的步骤,那就是进入血液,但是进入血液首先要能通过黏膜,也就是说这些物质要转换为盐或糖的成分。确切地说这也就是消化的过程。不同的腺体分泌物注入消化道,持续作用于我们不断摄入的食物,将它们溶解于水中。通过消化道各腺体的分泌物,将各种不同的食物分解为可以溶于水的物质,使我们可以更精细地消化吸收食物中的成分。

我们已经学习了一般的消化过程的知识,现在我们来了解一些其中的细节。正如在上一段中所看到的,除了我们从食物中摄入的盐和糖可以溶解于水并直接进入血液循环外,碳水化合物中的淀粉,还有蛋白质、脂肪首先要被转化为可以通过消化道黏膜的成分。让我们来看看这个过程是怎么完成的。

我们吃进的食物所经历的第一个步骤就是咀嚼。当食物在嘴里的时候被加工成为很细的成分是很有必要的。如果食物被研磨为很小的结构就可以使更多的消化液全面地和它们混合,所以无论何时,在我们进食时都需要对食物进行全面的咀嚼。更进一步的消化过程也开始于口腔。唾液腺分泌释放的唾液将碳水化合物转化为糖,因此使它可以溶解于水。唾液的基本功能是保持口腔内的湿润,当食物被咀嚼时它使食物变湿,并帮助我们更加舒服地咽下食物。正像我们的经验告诉我们的那样,干的东西是很难吞咽的。食物从咽部向下到胃里,它们开始接触到了由位于胃黏膜的胃液腺所分泌的胃液,这些胃液作用于蛋白质将它们转化为蛋白胨以使它们能溶解于水。食物从胃内被运送至小肠内,在这里食物接触到胰液,它是具有很强的消化作用的消化液,它作用于所有我们的食物中非水溶性的部分，也就是碳水化合物、蛋白质和脂肪。除了这些,胰液几乎可以说是脂肪的专属消化液,对于碳水化合物和蛋白质来说胰液只起到了补充消化的作用。如果部分的碳水化合物没有被唾液所分解转化,部分的蛋白质没有被胃液所分解转化,这些剩余部分将会在胰液的帮助下来完成唾液和胃液的工作。还记得肝脏所分泌的胆汁吗?还有肠腺的分泌物,它们也在消化的过程中起到部分作用。当食物逐渐向下经过消化道时,所有这些不同的消化液均作用于食物,食物经过一段时间到达小肠时,消化的过程基本已经完成了。

由此我们了解了，不同的腺体分泌的不同的消化液注入消化道,从而使食物的不同的组成部分得到了消化。这些被消化的部分被溶解于水中成为一类被准备好的溶液。分布在消化道内侧表面的黏膜是非常薄的,它允许这类的溶液通过。在这层黏膜的外面则是通过毛细血管的血液循环来产生作用。这些毛细血管的管壁也非常薄,允许食品中的营养物质吸收进血液中。这个将消化了食物的营养物质转化进入循环系统并输送到全身细胞的过程,就是我们所说的吸收。最终细胞从血液中获取营养元素并供给它们营养,这个过程就是消化或者营养的供给。

消化过程始于口腔,吸收的过程则始于胃部。一旦食物的某些部分被消化为可溶于水的物质时,就开始被消化道的管壁所吸收了。因此,胃负责吸收盐、糖和蛋白胨,而小肠不仅要吸收盐、糖和蛋白胨,还要吸收脂肪。我们大部分的营养物质都由这两部分消化道所吸收。

结肠也会进行消化,但是这部分肠道主要的作用是将从小肠送来的内容物中提取水的成分。肠内容物在结肠中移动缓慢。食物要经过4.5 小时,经过大约 7 米多的旅程才可以到达回盲瓣处,但是它们将用6 个多小时的时间在仅仅 1.5 米的结肠内移动。肠内容物在结肠内如此缓慢的移动过程,使肠内容物到达大肠部分时,其中的水分有充分的时间被吸收,然后它们变成半固体状,停留在那里直到排便时被排出体外。

食管是由非随意肌所组成的。它们的收缩由自身的蠕动或者反蠕动的方式表现出来,这并不受我们的意愿所控制。有些瑜伽练习者可能有能力控制部分的非随意肌,但是这种情况只是个别的而不是惯例。在最初的蠕动开始后,是什么在推动食物在消化道内的进程呢?一般是食物本身化学成分的刺激。食物中的化学成分被消化,它们刺激了控制肠肌的神经,从而产生了波浪状的蠕动。在这个相关的过程中胆汁也起到很大的帮助作用。另一个需要我们学习的部分:机械刺激也是促进肠蠕动的一个因素。我们已经发现在没有压力施加于消化道内部或者外部时,蠕动就会变弱。

现在我们了解到了关于消化系统的一些知识,如果在这个过程中所需要的消化液不足,或者可以使用但是却有多余的量,这些都将会使消化受到影响。在消化不良时,就会出现这种情况。消化道的蠕动运动必须正常进行,推动内容物到达终点并将残余物排出体外。当这个过程较弱或者不存在时,就会导致便秘。无论是消化不良还是便秘,食物都会在消化道内延长存在的时间并开始腐败,有危险的毒素也开始由此而产生。但是吸收的步骤将继续进行,这些毒素被吸收入循环系统中,并进入所有的系统中去毒害身体不同的器官。

因此,消化系统不仅要有能力去消化食物,而且还要有能力排泄出那些没有被消化的和不能被消化的食物,排出糟粕是确保我们健康很重要的部分。与这些消化液一起,肠道将一些未完全清除的其他物质运送向下,因此,最初粪便的组成不仅含有没有消化的部分,还有不能被消化部分的食物残渣,它们还包括了其他一些系统所不需要的物质。

泌尿系统

在这一章的前面的部分,我们了解了消化道的功能,它不仅是消化器官同时也是排泄器官。还有另外一些器官,它们有着同样重要的排泄功能,那就是肾脏。与肾脏相连接的是输尿管、膀胱和尿道。所有的这些器官组成了泌尿系统组织。

当身体功能正常运行时,会产生两种重要的物质:尿酸和尿素。肾脏的工作是及时地清除尿酸和尿素。它排泄出的液体,也就是我们的尿,尿中则携带着溶解了的尿酸和尿素。肾位于腹部的后侧。每侧的肾都连接于一根称为输尿管的管子,它们则和位于骨盆的一个肌肉的袋子相连接,被称为膀胱。尿液被一滴一滴分泌出来然后通过输尿管被收集在膀胱中,当这个袋子被装满时,我们就会被告知需要排尿了。如果这个排尿的信号没有被膀胱的收缩所抑制,尿液就会从尿道排泄出来。尿酸和尿素也随之排出体外。当泌尿系统的功能不全时,会导致尿酸和尿素堆积在体内,从而导致身体各种不同的失调现象。

神经系统

目前为止我们已经了解了，营养物质是如何通过人体的呼吸系统和消化系统被吸收的，以及这些被吸收的营养物质是如何通过循环系统被输送到不同器官中的过程。我们还了解了排泄器官，诸如肺、消化道和肾是如何将废物排除出体外的。以上这些学习让我们很好地了解了人体各系统分工合作的方式。当我们更进一步去观察这些过程时，这种分工合作的方式就显得更加清晰。让我们来看看，一个人正积极参与到一项激烈的肌肉运动中，我们发现他的呼吸会变得越来越快，心跳也越来越快并且声音响亮，这显示了一个人进行肌肉系统的运动时，会同时对呼吸和循环系统有所影响。为什么会这样呢？那是因为这三个系统间是紧密合作的。激烈的肌肉运动在组织中产生了大量的二氧化碳，这些非正常量的二氧化碳需要被送到肺里从而清除出身体，因此心脏就需要做额外的工作来使血液循环加速。这就是人在激烈的肌肉运动中为什么心跳会加快，并出现响亮声音的原因。当血液将这些额外量的二氧化碳送到肺中被排除时，肺也必须做出更大的工作量在呼气时排出它们，这种方式的呼气导致吸气也需要加速。

但是它们之间的合作是如何发生的呢？是否有什么媒介专门负责这个合作呢？是的，使它们产生这种合作的系统就是神经系统。它连接于身体所有不同系统的工作中，去控制它们的功能和安排分工合作。在上一段我们所涉及的那个例子可以看出，非正常量的二氧化碳，由肌肉大量的工作所产生并送到血液中，这需要有一个信息被传达到神经系统的两个中枢，这两个中枢得到通知，需要加速血液循环和呼吸的速率，于是这两个神经系统的中枢就命令循环系统和呼吸系统的器官，它们就立即展开了所需要增加的工作。以这种方式，神经系统指挥着不同系统的分工合作，它至高的统治力使完成大量的工作成为可能。下面让我们来学习一些关于神经系统的细节知识。

神经系统有两部分组成：中枢神经系统和自主神经系统，后者又分为交感神经和副交感神经。中枢神经系统主要由大脑、12 对颅神经、脊髓以及 31 对脊神经所组成。交感神经主要由分别位于脊柱两侧的两条神经中枢链所组成。副交感神经位于大脑和荐骨的附近。

脑形似球状位于颅骨内，它的主要部分就是我们常说的大脑。脊髓是细长状的组织，延续脑向下被保护在脊柱中空的管中。由于大脑和脊髓组成中枢神经的主要部分，因此它们也被称为脑脊髓，颅神经从脑中发出并穿出颅骨，脊神经从脊髓发出并穿出脊柱。这 43 对神经被分布到全身形成密布的网。神经是由纤维组成的，它们的外观像是细细的线，不断地分支再分支，直到分布到全身所有的内外组织结构中，它们的终端被称为末梢神经。人体的整个表面被密集的神经末梢所覆盖，任何针尖大小的地方都不会缺少它们的存在，这就是为什么我们可以很敏锐地觉察到任何微小的东西在我们身上的任何轻微触动的原因。每根神经，在它的起源处都与一群神经细胞所连接，它们具有不同的特殊功能，也就是我们所知道的神经中枢。

这些神经从功能上被分为两个主要的类别：运动神经或者叫传出神经和感觉神经。运动神经负责人们所有的肌肉活动。冲动开始于中枢然后沿着神经向下延伸到将要运动的那些肌肉中的神经处。举例来说，当我想要从桌子上拿起一本书，这个愿望会在脑子里开始产生冲动，它们沿着神经刺激到手的肌肉去干我想要做的事情。感觉神经的工作恰好相反，它把末梢神经的冲动传到中枢神经处。在脑中这些冲动被反应为不同感觉、视觉、味觉、嗅觉和触觉等，都由感觉神经所负责。

交感神经系统主要由两条神经中枢，也就是两群神经细胞所组成，相互地以神经纤维(如图3所示)连接。因此有两个神经中枢核，它们分别位于脊柱的两侧。从中枢核发出的分支展开分布到胸部和腹部不同的腺体和内脏上。

生命的进程并不受我们的主观意志直接干涉，它在任何时候都是照常进行的，是由交感神经系统来完成。肝脏产生胆汁、胰腺分泌胰液、肠的蠕动和反蠕动、心脏的跳动、肺的活动，所有这些工作都是由这部分神经系统来完成的。由于交感和副交感神经系统的工作不受我们的意志所支配，所以它们被称为自主神经。

前面所学习的神经系统知识很清晰地给我们展示了所有身体系统的工作都受神经系统的影响，事实上神经系统统治着整个人体。如果某个器官的神经被切断，这个器官将立刻结束工作并最终成为无用的器官。如果手部的神经被切断，虽然它拥有很健康的肌肉，但是它会立即瘫痪。如果位于脑部的视觉中枢出现了失调现象，可能人们就会失去视力，尽管他眼睛本身的结构是完好的。因此，如果要很好地实现所有身体的功能，那么神经系统必须保持在一个非常良好的状态中。

内分泌腺

如果我们不将下面的这些人体特殊的结构考虑在内的话，我们对人体的这个简短的描述将是不完整的，它们影响着所有人体的其他结构包括神经。它们就是内分泌腺或者叫无管腺体。这些腺体被叫作内分泌腺是因为它们的分泌方式不同于肝脏分泌胆汁或者胰腺分泌胰液。外分泌腺的分泌物会通过管子，例如胆管或者胰腺管来输送到身体各个部位，内分泌腺的分泌物则没有通过任何连接的管道，它们通过直接扩散进入血液循环的方式进行工作，因此内分泌腺也被称为无管腺。内分泌腺位于人体的不同部分：甲状腺和副甲状腺位于颈部，松果体和脑垂体分别位于脑以及脑的基底部分，肾上腺则位于肾脏的上部，女性的卵巢位于骨盆内，男性的睾丸则在阴囊内，它们均为生殖组织。

人体内有一些腺体组织既通过内分泌的方式工作，同时也以外分泌的方式工作。最好的例子就是胰腺和睾丸。我们已经在外分泌腺的分泌物部分学习了关于胰液的知识。睾丸的外分泌物就是精子，它们产生后通过管道被输送入附睾并一直储存到适当的时候使用。

我们已用实验的方法发现内分泌对于神经系统的影响是非常巨大的，它进而对全身其他各部分也发生间接影响，主要是影响人体的生理平衡状态。如果这些分泌物的量出现失调现象，身体将会很迅速地出现不同部位的病态反应。我们来举一个内分泌器官的分泌功能萎缩所导致病态的突出例子。停经是指生理上月经停止，这在卵巢停止内分泌工作时将会发生。它会导致女性出现易怒或者忧郁、眩晕、衰弱、心动过速、手脚冰凉和身体各部位的替代性出血等各种不同的症状,它们显示出身体的平衡被打乱了。一般来说,这样的干扰并不会全都同时出现,可能只是限制性地出现在身体某些部分的变化。但是这些失调的现象仍能很充分地证明卵巢的内分泌功能对人体来说非常重要。甲状腺的分泌给我们提供了另一个例子。一旦这个腺体出现问题,身体远端的细胞便开始缓慢地变化。头发开始变灰,指甲则有变脆的趋势,动脉血管内的脂肪开始沉积(动脉粥样硬化),脸上的皱纹似乎也在加深,大脑开始走向退化,很多衰老的症状将开始出现。

从动物的内分泌器官中,将产生的内分泌物质储备用来治疗一些人类的疾病,这就是器官制剂疗法的基本方法。

瑜伽治疗的目标就是通过习练来确保内分泌器官的健康,从而保障内分泌工作的正常状态。

总结

通过学习人体内不同系统的工作方式的知识,使我们清楚地了解到,这些系统合作分工的目标是将营养成分输送到组成人体的数亿个细胞中,补充由于细胞承担的永不停歇的工作所造成的消耗。这个消耗的过程叫作分解代谢,而修复的过程叫作合成代谢,这两个过程结合在一起就是新陈代谢。当合成代谢比分解代谢活跃时,身体就获得机会去生长,但是当分解代谢比合成代谢快时,身体的重量就会减轻。当孩子们成长时,合成代谢就比分解代谢要快,因此孩子们的身体就会不断地成长。健康的成年人分解代谢和合成代谢处于自我平衡的状态,使他们有能力保持身体不受到损害。年龄大的人分解代谢会占上风,因此组织的消耗也很稳定。

通过学习这一章的内容,我们了解了人体不同的生理系统之间的相互合作。当它们之间的合作很完美时,协调的生理功能就得到了保障,这种协调也就是我们常说的健康。如果这些系统中的任何合作失序,那么人体内的协调也就被打乱了,疾病也随之产生。瑜伽在身体方面的目标就是避免疾病,通过练习建立和维持人体生理的协调来确保健康。

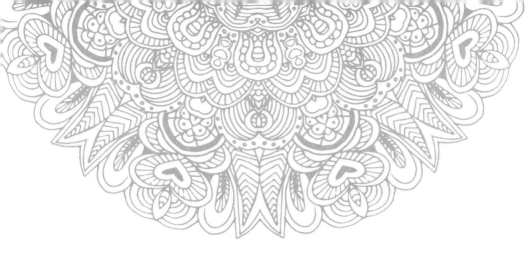

第二章

体式练习的准备

瑜伽带给人类一份全然的讯息。它包含了人类的体魄、心智以及他们的灵魂所需要的一切。

《瑜伽经》(Yoga-Śāstra)中的诸多论述很确定地认为，人的身体和心智之间的关系是互相依赖并互相影响的。它指出练习是同时作用于身体和心智两方面的，从而可以使这两方面以合作的精神共同发展，以达到一种生理—心理非常平衡的状态来避免使人类的灵魂成为奴隶。瑜伽先知们确信，这样人们就可以从身体和心智的奴役中解脱出来，使人的灵魂认识到自己是存在于无限至福中的。

虽然人身体和精神之间相互依赖这个观点已得到认可，但《瑜伽经》中认为心智对身体的影响要远远强过身体对心智的影响。因此，在瑜伽的进程中有大量心理(精神)方面的练习，尽管身体的练习在整个练习中也占有一席之地。Āsanas 属于身体练习的体式是瑜伽进程中第三个阶段的练习。"制戒"(Yamas)(由非暴力、真理、不偷盗、自我克制、无妄念等戒律组成)和"内制"(Niyamas)属于(纯净、自足、热情或节俭、自我研习、一心一意的敬奉)精神(心智)练习，它们构成了前两个阶段。"制戒"和"内制"被放在所有瑜伽练习之前，因为没有它们，体式的练习将无法达到完全理想的效果。

在前面的段落中，我们已经介绍了《瑜伽经》中的一些观点，使读者能根据它们在练习"制戒""内制"和体式时持有正确的态度。除了以上段落中的论述，接下来，我们将详尽地论述和那些实践瑜伽的学生们直接相关的内容。

一开始，我们先叙述一下学生们希望通过体式练习所能获得的结果。接下来我们将要通过科学的例证来证明人的身体和心智之间的相互联系。进而，我们将要设法去让读者了解"制戒"和"内制"的一般特征。当这些工作完成后，最后我们将会明白是否"制戒"和"内制"的练习可以提高体式练习的效果，从而忽视了"制戒"和"内制"将会削弱瑜伽体式练习的效果。

在接下来的几章中，对以下的内容将详细讲解。瑜伽体式被分成了两个主要的类别：冥想体式和练习体式。头倒立、肩倒立、眼镜蛇式、蝗虫式和弓式等属于练习体式，莲花坐、至善坐、吉祥坐和平衡坐属于冥想体式。体式的练习者也可以分成两种类型：一种练习者只想通过体式的练习获得身体方面的益处；另一种练习者在这个基础上还渴望获得精神上的益处。第一种练习者可以叫作身体练习者，而第二种练习者可以称为精神练习者。希望获得身体方面益处的人，应该习练练习的体式。不管是身体练习者还是精神练习者都希望保持神经系统和内分泌系统的健康，因为只有通过这两个系统的协调工作，整个人的身体机能才能保持正常运转。如同我们在本书的第一章中所看到的，一位精神练习的瑜伽学生也会习练这些练习的体式。因为他想通过练习使他的神经系统得到训练，使它们能更轻易地承受称为"昆达里尼"（Kuṇḍaliniî）

的精神能量的相互作用,唤醒昆达里尼是他最主要的目的之一。此外,作为精神练习的学生不应该仅仅满足于习练这些练习体式,冥想体式同样值得他认真、投入地习练。因为这些体式可以将他身体的新陈代谢活动降到最低,以使他的意识免受身体方面的干扰,使心智(意识)分离出来,并趋向于某一点,以建立所必需的专注力,使进入"总持"(Dhāraṇā)、"冥想"(Dhyāna)和"三摩地"(Samādhi 入定)成为可能。总而言之,我们可以说练习体式的习练是为了训练神经系统和内分泌系统,而冥想体式的习练则承担着在心理(精神)活动中消除生理方面干扰的任务。

明白了体式练习的作用之后,接下来我们开始探究身体和心智之间的相互关系。古老的格言说:"健康的心智存在于健康的身体内。"这简单明了地说明身体和心智之间是相互影响的。在我们的一般经验中,那些强壮健康的人性情都比较平和,而那些身体虚弱的、不健康的人往往很急躁、易怒,这证明了身体对心智的深刻影响。我们以一个卧床病人为例,当他的健康状况急速下降时,很少能够保持乐观的态度。而当他开始感觉生命的前景变得光明时,也就是他开始康复的时刻。众所周知,酗酒的原因是因为酒精的作用可以使人们摆脱担心、焦虑从而达到暂时的解脱。神经系统对于心智强有力的影响,通过便秘人群的经验很容易得到证明。当干硬的团块状粪便在他们的直肠中囤积时,他们的神经系统受到了非常不良的影响,这导致他陷入可怕的抑郁状态中。在这种情况下,如果利用灌肠等方法来对这些宿便进行清理,他们立即会觉得神清气爽,并且思维也变得和以前一样清晰。内分泌腺同样也被发现对人的心智有强烈的影响。事实上,很多内分泌专家认为他们能够通过对患者内分泌腺进行治疗,改变他们的极端性格。以上所有的事实,都毋庸置疑地证明了身体对心智的确存在着强大的影响。

同样,心智对身体的影响也可以依靠证据来得到证实。心智方面对身体的影响,尤其对神经系统更加有力。对内分泌系统的影响则表现在情绪方面。为了了解我们是如何夜以继日地承受着温和或剧烈情绪的影响,我们需要简单了解一下这些情绪是什么?它们又是如何参与到我们的生命中的?

爱、愤怒、贪婪、迷恋、得意、仇恨、羡慕、嫉妒、恐惧、反感、忧伤、遗憾、恼恨、沮丧、绝望、自信、希望、羞愧、同情、赞美、崇敬、热爱、感谢等是所有的情绪①。我们把程度强烈的、持续时间很短的情绪叫作激情。因此,当愤怒的情绪发展下去就可能变成带有暴力的狂怒。厌恶、反感的情绪可能发展为极度的恐惧。而大部分的时间里,我们则会经历不同的心情。情绪和激情有所区别,因为它持续的时间更长,强度更弱。当某一种心情成了习惯,它也就组成了某个人的特征,可以称它为性格。我们当中很少有人能够摆脱激情,每个人也都有自己的性格和心情,因此没有人能够完全摆脱情绪的干扰。我们真正的存在,真正的生命掌握在我们的心智之中。

这些情绪根据它们强度的不同对我们的身体有着或多或少的深刻影响。如果这些情绪是突然的、很剧烈的,甚至能够产生致命的影响。著名的外科医生韦萨留斯在某次对尸体进行解剖时,差一点被吓得倒地身亡,因为他发现那个人的心脏居然还在微弱地跳动,巨大的悲伤情绪将他打败了。即便是愉悦的情绪也有可能导致人的死亡。索福克思和他的侄女莱布尼兹之死就属于这种情况。首先导致悲剧的原因是由于索福克思中了大奖，突然而至的狂喜让他送了命。接着他的侄女莱布尼兹在他死去叔叔的床下意外地发现了很多金子，强烈的喜悦情绪完全占有了她，同样也夺去了她的生命。为什么快乐和悲伤的影响会导致完全一样的结果呢？那是因为在这两种情况下都会使人们感到非常意外，势不可挡的强烈惊异是这两者的共同之处。

当情绪不是那么有力，强度也不大时，虽然并不会导致人死亡，但它们仍会影响人的神经系统，从而导致了各种疾病。纳尼思教授说，1870年法国的斯特拉斯堡轰炸之后，很多人由于它所引发的恐惧和焦虑而患了糖尿病。

这些对于神经系统的干扰导致了那些受交感神经和迷走神经支配的内分泌腺的退化。洛兰和萨茹医生以及其他许多人，已经无可置疑地证明了植物性机能(维持生命所必需的功能——译者注)主要都依靠这些内分泌腺。如果它们的功能受到了损害，那么人会过早地衰老，甚至导致过早死亡。因此，各种情绪所造成神经系统或内分泌腺功能的衰退，已被证实会导致人身体健康受到严重的影响。

正如我们从本书的第一章中了解到的，人体中最重要的腺体分别是甲状腺、脑垂体、肾上腺和性腺。接下来我们将要看看这几个腺体是如何受到情绪的影响的。

情绪对肾上腺的影响会导致人的血压升高，而这发展下去可能会导致动脉硬化和一些循环系统的疾病。

科学家发现心理抑郁的情绪会极大地影响甲状腺的功能，从而引起黏液性水肿。

甲状腺是人体自然防御阵线中非常重要的器官之一，它们的功能是保护身体免受毒素的干扰，因此，甲状腺的衰退会导致很多疾病，甚至早衰。所以，长期心理抑郁情绪会严重影响人体健康。

脑垂体也会受到情绪的影响。佩尔教授和其他一些人已经证实：有些人经过极端恶劣的情绪后会患上肢端肥大症。萨茹博士也指出：脑垂体作为一个中央器官会对各种强烈的情绪产生反应。

性腺同样也会受到情绪的影响。日常生活中经常有很多女性在受到严重打击后，会突然出现月经紊乱的现象，同样的情况对男性来说则会导致暂时的阳痿。

在以上的段落中我们谈到非常强烈的情绪对人身体的影响。虽然，那些不太强烈的情绪的影响不会立刻显现，但是，它们对人体各个系统的机能显然也是有害的。

以上我们所探讨的都是情绪对身体的不利影响。但是，这并不意味着所有的情绪都是有害的，有一些情绪对人的身体有着积极的影响。希望和信心总是能让人保持着乐观的生活态度，它还增强了神经系统的健康。适当程度的快乐和喜悦，对人神经系统的健康非常有利。对神的忠诚，或者是恪守着某种平和的生活准则来保持内心的宁静，也可以使人保持健康和神经稳定的状态。

到目前为止，我们已经有足够的证据证明人的身体和心智之间是互相影响的。这种相互的影响可能是有利的，也可能是不利的。但是如果我们进一步更深层次地探究这个问题，我们会发现心智对身体的影响更为强大、程度更高。为了核实这个论点，我们可以看看世界各国的英雄们，当他们为了保家卫国而遭受身体上的痛苦时，不仅没有导致他们意志的消沉，反而使他们愈战愈勇。我们也都拜读过，历史上一些伟大的殉道者，当他们的身体在即将化为灰烬时，并没有使他们背叛自己的信念。

相反，我们发现一些身体很强壮的人，在经受了巨大的恐惧后，往往会导致他们身体的瘫痪。最健康的体格在焦虑等有害的情绪下也会受到损害。身体再庞大的人在一时之愤，又不能施展出他的力量时，也会导致他感到摇摇欲坠。我就曾经碰到过两个年轻人，由于对假象的疑虑立刻导致了阳痿。

这些都无可置疑地向我们证明，虽然人身体和心智之间的关系是相互依赖并相互影响的，但是心智对身体的影响要远远超过身体对心智的影响。

联系到我们瑜伽体式的练习，读者可以参考下面的章节。这些体式都是一些针对身体的练习，都是有计划地为了达到某些特殊的生理效果。现在我们已经知道了心智对身体有着强大的影响，那么，如不考虑心智方面，只是对身体进行训练，效果又会怎么样呢？如果我们在心智紊乱、情绪骚动、伴随着强烈的性冲动时练习肩倒立式，能够增强甲状腺和性腺的健康吗？如果我们在患有口疮时，不时地担心会有不好的细胞吸入身体时练习狮子式，能够获得内心的平静和活力吗？我确信我们的读者会给出否定的回答。因为我们确信没有精神方面的训练和准备，单纯的身体训练是不可能获得理想的效果的。所以，这两方面的训练必须是同时进行。或者更准确地说,精神训练应该优先于身体的训练。

这样正好符合了《瑜伽经》中将"制戒"和"内制"作为瑜伽进程的第一和第二个阶段,而体式的练习排在第三。"制戒"和"内制",共由十条原则合在一起构成。瑜伽修行者如果能够忠实地、始终不变地遵循这些原则,就可以从所有暴力情绪中解脱出来。他坚定不移地对神一心一意的信奉,使他始终非常乐观,保持一颗善良的心。无论他走到哪里,都会把阳光和快乐带到那里。简而言之,他能够确保他的心智处于健康的状态。

必须坦率地承认,在练习"制戒"和"内制"时要获得完美的结果是极其困难的事情,一百万人中甚至都没有一个人可以达到这种境界。"制戒"和"内制"对于心理健康能带来不可估量的益处,哪怕是对于那些仅仅怀着诚挚、谦逊态度开始练习的人。当然他们获得健康益处的多少,则要取决于他们所持有的真挚程度。即便是最小的成功也能带给这些热心的练习者神圣的福佑。那么,什么是体式练习所需要的准备呢?那就是仅仅需要你着眼于发展健康的心智去努力实践"制戒"和"内制"。

我们并不想强加给我们的读者这样一种概念:一个人只有在奉行"制戒"和"内制"获得一定程度的成功后,才能开始体式练习。事实上,这两种练习可以同时开始。我们只是想对读者强调"制戒"和"内制"的练习是极其必要的。没有它们,体式的练习是无法获得理想的成果的。

一些将瑜伽视为身体练习方法的读者,可能会提出以下的论点。体式在作为身体练习的一个系统时,它的成功如果绝对必需来自于遵循

"制戒"和"内制"所建立的健康心理状态的保证,那么瑜伽体式的练习与那些对于精神的戒律毫无要求的其他身体练习的体系相比, 显然处于一个非常不利的位置。以上论点的理由是不充分的,原因如下:

以上我们已经明确指出, 对身体练习者唯一的要求是决定尝试去遵守"制戒"和"内制",因此,不要听到"制戒"和"内制"的名字就感到恐慌,用一种通俗的表达方式来说,以谦卑的态度练习,只不过意味着我们在对造物主的强烈信心下,我们的每个习惯保持在适度的状态。②

非常遗憾, 其他的身体训练体系并没有坚持要求对精神心理方面的训练。但是这并不意味着,这些身体训练体系能够确定身体的健康与精神心理的健康无关。心智和身体之间相互影响、相互依赖的关系是科学的、普遍的、适用于所有的人的,并不会有别于你是瑜伽习练者还是其他的身体训练系统的习练者。我们可以确信,如果其他的身体训练体系在锻炼身体的同时,注意精神心理健康的锻炼,那么它们的效果肯定也会大大提高。

由此,我们可以领会,遵循"制戒"和"内制"是瑜伽体式练习中最本质的准备。

在本书的附录Ⅰ中,列出了一些练习瑜伽体式的学生必须遵守的一些原则,它们代表了"制戒"和"内制"中最基本的方针。

附录Ⅰ中同时也列出了对准备练习体式的人的其他的一些基本要求。

现在,我们将给予练习冥想体式的学生们一些建议来结束本章。

冥想体式对于精神练习的学生有着极高的价值。通过冥想体式的练习,它们(这些体式)为身体建立起一种生理状态,在这种状态中,心智会停止,不会被来自于身体的任何刺激所干扰。事实上就是身体全然地停止参与到意识中。而这种状态的产生,只有在连续不断地练习这些体式中的一种至少六个月才可能出现。而且练习某一个冥想体式能保持一个小时,甚至是两个小时不被打断。如果能达到以上的要求,那么良好的效果将在后续的六个月出现,并且心智不再受到任何来自身体方面的干扰而保持独自存在。

然而必须谨记,如果他没有热忱而严谨地去奉行"制戒"和"内制",所有的这些生理的进展并不能给予精神练习者某种程度的帮助,从而促使他们更加专注。的确,冥想体式可以使头脑摆脱肉体方面的干扰,但是头脑本身散漫的习性使它从不会停止并集中在一点上,除非它能从各种温和或强烈的情绪中摆脱出来。所以对于精神修炼者来说,在尽可能大的范围内练习"制戒"和"内制"是绝对必要的。如果没有做好这个准备,那么他们在专注上是不可能有任何进步的。

现在我们要谈谈对于冥想体式其他两点次要的准备。学生练习冥想体式时,应该为练习安排一个地方,这里可以排除各种干扰因素。对他来说,保持最大程度的专注是极其必要的。因此,选择一个完全通风,没有蚊虫,使他可以独处的空间是最理想的,使他在完全专注的过程中没有被他人打扰的可能。如果他可以为了练习专门保留一块空间或房间并在那里建立(培养)一种精神氛围,这对他的练习将有很多帮助。

现在我们来关注一下座位的布置。按照传统方法布置的座位是最好的。用一张画眉草编③的毯子,在毯子上放上已经被处理过的鹿皮④,

在鹿皮上盖一层可以每天清洗的、厚的手织棉布,安置一个非常舒服的座位。体验这样一个座位的愉悦是他们的特权,这些沉醉于神的热切的灵魂正在通过瑜伽来寻求最终的拯救。这个座位给予学生们令人兴奋的精神体验会日渐增长,这使它产生的吸引力甚至超过了国王的宝座。

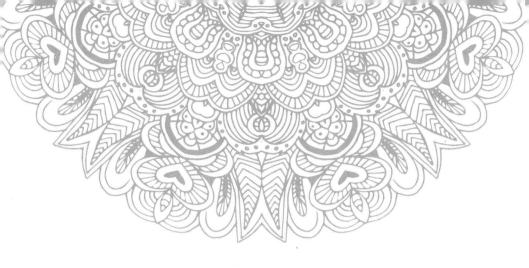

第三章

冥想体式

按语——两种凝视法(Dṛishṭi)和三种收束法(Bandhas)也是冥想体式技术的一部分。我们在这一章的开始讲解凝视法和收束法，以便使读者在学习后续体式的技巧时没有任何的中断。

鼻尖凝视法(Nāsāgra-Dṛishṭi)

练习者将目光聚焦在自己的鼻尖上的方法，梵文叫作 Nāsāgra-Dṛishṭi。Nāsāgra 的意思是鼻尖，Dṛishṭi 的意思是凝视(如图 8 所示)。它可以单独练习，也可以和莲花坐一起练习。在图示的照片中，头部微向后倾，目的是使眼球能处在更好地凝视鼻尖的位置。

鼻尖凝视法对于帮助集中散漫的心智是一个很好的练习。如果你能充满热情地、持续进行数月的练习，对于稳定心智有显而易见的效果。

注意：

鼻尖凝视法通过视觉神经直接作用于大脑，因此每个练习者应该非常缓慢而慎重地进行练习。对于那些视觉神经虚弱的人，我们告诫他们不要进行这个练习，除非在专家的监护之下。

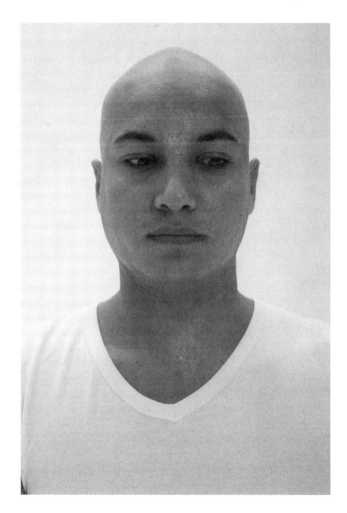

图 8　鼻尖凝视法(Nāsāgra-Dṛishṭi)

眉心凝视法(Bhrūmadhya-Dṛshṭi)

练习者将目光聚焦在自己两眉中间的方法。梵文叫作 Bhrūmadhya-Dṛshṭi。Bhrūmadhya 的意思是眉心(如图 9 所示)。它可以单独练习,也可以和至善坐一起练习。

同鼻尖凝视法一样,眉心凝视法也是一个稳定心智的很好的练习。对于鼻尖凝视法的注意事项也适用于它。因此,对于那些有着巨大的热情的瑜伽学生来说,也应该谨慎小心地进行练习。

收腹收束法(Uḍḍiyāna——Bandha 横膈膜上升法)

收腹收束法是一种针对横膈膜和肋骨的练习。用通俗的⑤语言描述这个方法的技巧如下:

如图 10 和图 12 所示,这个收束法可以分别在坐姿和站姿下练习。练习时双手应该放在双膝或者两条大腿上,双手稳定地压向腿部,可以帮助稳定颈部和双肩的肌肉。保持这个姿势,同时练习者通过有力地收缩腹部前侧的肌肉来确保尽可能深长地呼气。胸部也处于收缩的状态。当气体完全呼出后屏息,通过把双手用力压向大腿或双膝来保持颈部和双肩的稳定。然后,模拟一个强烈的吸气动作,把肋骨提升起来,但是不要让气体真的进入肺部,与此同时使腹部前侧的肌肉完全放松。

稳定颈部和双肩,在模拟吸气动作前先尽可能深呼气,同时放松收紧的腹部前侧肌肉,以上三点就是收腹收束法的全部技巧。横膈膜的自动上升⑥,会使腹部出现明显的凹陷(如图 10、图 11、图 12 所示)。将身

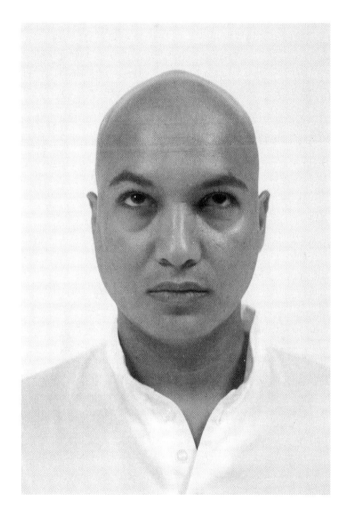

图 9　眉心凝视法 (Bhrūmadhya–Dṛshṭi)

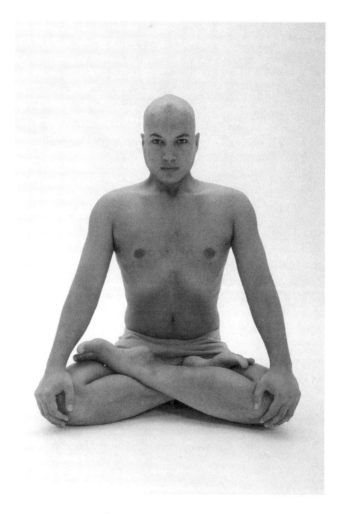

图 10　坐姿收腹收束(Uḍḍiyāna)(正面视图)

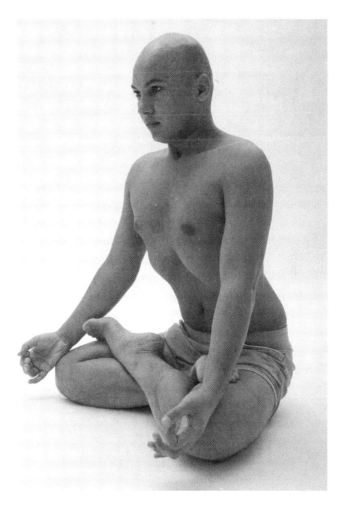

图 11　坐姿收腹收束(Uḍḍiyāna)（侧视图）

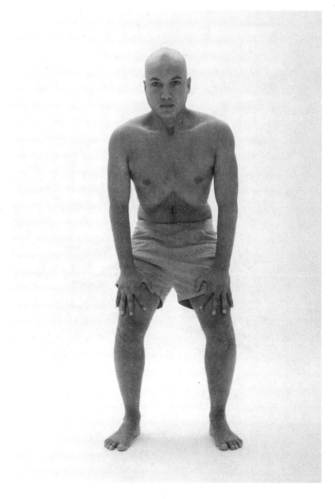

图 12　站姿收腹收束 (Uḍḍiyāna)

体微微向前弯曲,可以帮助保持这个凹陷的状态。在练习收腹收束法的过程中,要求始终保持住这个凹陷。

当练习者发现他已经不能舒适地保持呼气后屏息时，放松双肩和颈部,让肋骨缓慢地下降,开始吸气,让腹部的凹陷缓慢地恢复。当完成吸气时,一轮收腹收束法的练习就结束了。

在梵文中"Uḍḍiyāna"的意思是"升起""提升","bandha"的意思是收缩身体特定的部分。这个体式叫作收腹收束法是因为这种肌肉的收缩可以使某种精神能量②得到提升。从解剖学上来看,这个练习提升了横膈膜。

收腹收束法的练习对腹部非常有益,对于解决便秘、消化不良和肝脏问题相当有效,同时它还有很高的精神价值。

注意:

患有严重的腹部疾病和循环系统障碍的人请不要进行这个练习,否则造成的不良后果将自己承担。

收颌收束法(Jālandhara-Bandha 收颌收束、颌锁术)

收颌收束法要求把下巴紧密地压向胸部。练习时需要向下弯曲颈部和头部,将下巴紧紧地压在颈静脉切迹(大概在喉结之下,胸骨柄上缘之上——译者注)处。这个在书后演示莲花坐和至善坐的照片上都可以看到。然而根据某些传统,下巴压的位置不是在颈静脉切迹处,而是位于此处以下四横指的地方(如图 13 所示)。

收颌收束法可以作为莲花坐或至善坐的一部分练习,或者单独练习。

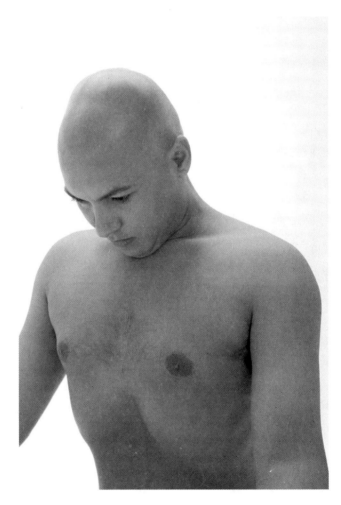

图 13　收颔收束法(Jālandhara-Bandha) 和

收腹收束法(Uḍḍiyāna) (正视图)

收颌收束法向上拉动了脊柱，很大程度地作用于脊髓和大脑。根据瑜伽的传统，收颌收束法名字的由来可能是：梵文"Jāla"的意思是大脑和通过颈部的神经，"Dhara"指的是向上提拉。另外，这个收束法名字的由来也可能是为了纪念伟大的瑜伽修行者 Jālandhara，或许是他发明了收颌收束法，或许他是关于这个习练法的著名的阐释者。

根底收束法（Mūla-Bandha 肛门的（尾端的）收缩，其他名字还有会阴收束法、脊根收束法）

根底收束法是主要由肛门括约肌的有力收缩组成的一项练习方法。它需要脚后跟紧紧抵压在会阴部。相关的技术在本章后续的至善坐中还有描述。

根底收束可以单独练习，也可以和至善坐一起练习。

我们有两块肛门括约肌，位于直肠的末端，一块靠内侧，另一块则靠外侧，这两块括约肌都是由环状肌构成，靠外的那块构成了肛门。

虽然根底收束是由肛门的收缩单独构成，但在练习时往往需要收缩整个骨盆的区域，所以，事实上根底收束是一项骨盆区域的收缩练习。

根底收束的目的是通过刺激肛门括约肌的神经末梢使之作用于人体的中枢和交感神经系统。它之所以叫作根底收束是因为它首先涉及人体躯干神经系统的末端。

注意：

错误的练习根底收束会导致严重的便秘和消化系统的不适。生殖器也包括在根底收束的范围内，错误完成练习也会直接导致生殖系统的问题。所以,瑜伽练习者应该系统地进行这项练习。

莲花坐(Padmāsana)

名字:

这个体式的名字称为莲花坐是因为练习者在练习这个冥想坐姿时,双手双脚放置的形状模仿了莲花的形态。梵文中"Padm"是莲花的意思。双脚放在对面的大腿上代表莲花的叶子,双手一只放在另一只的上方代表盛开的莲花(如图15所示)。

技巧:

练习者首先将双腿完全地向外伸展坐着, 然后从右腿膝关节处弯曲并折叠右腿,将它放在对面的(左侧)髋骨节上,使右脚放在左侧的大腿根上,并且脚心朝上(如图14所示)。左腿放置方法和右腿相同,把左脚放在右侧的髋关节上,调整双脚的脚后跟,使它们在耻骨前方几乎接触,并且每一只脚的后跟都靠向它们毗邻的腹部(如图15所示)。然后,将左手伸展,手背放在双脚跟上,手心朝上。右手用同样的方式放在左手上。双眼凝视鼻尖保持鼻尖凝视法、收颌收束法和根底收束法,这就是完全的莲花坐。除去颈部之外(由于练习收颌收束法——译者注),脊柱的其他部分保持竖直。

莲花坐最主要的特征是收颌收束和根底收束两个收束法。由于这两个收束法需要谨慎地进行练习, 因此对于瑜伽的学生来说最好是先练习收束法,然后再练习这个体式。

注意:

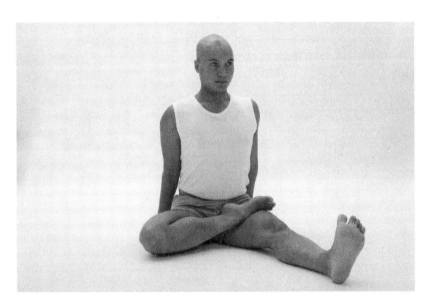

图 14　莲花坐 (Padmāsana) 准备姿势

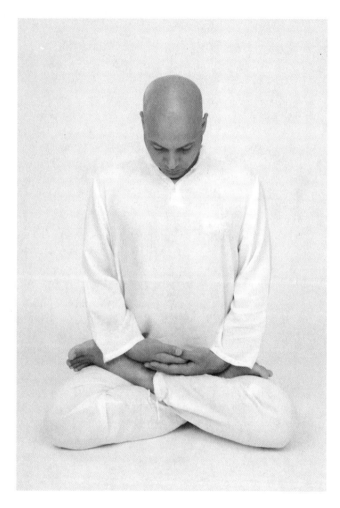

图 15　莲花坐 (Padmāsana)

在印度很多人渴望能够保持莲花坐进行他们每天的祈祷。我们建议这些人在保持莲花坐时不要加入收束法,除非他们能熟练地掌握。没有加入收束法时,练习者可以保持这个体式较长的时间,使他们在静坐期间始终没有任何不适的感觉。对于渴望体验这个冥想体式完全技术的学生来说,以上对于收颌收束法和根底收束法的注意事项,也同样适用于莲花坐。

练习的益处:

整个下肢屈肌被强烈地收缩和挤压。

这种状况(上面一条——译者注)结合下肢其他肌肉在被动状况下保持(莲花坐或者腿部折叠的状态——译者注)很长时间,使血液循环的自由流动受到阻碍,这种情况下,骨盆区域则从腹主动脉的分支处获得了大量的血液供给。

以上提到的大量供血加强了尾神经和骶神经。

以下所有的冥想体式会产生同样的益处。

至善坐(Siddhāsana 或叫圆满坐、完美坐)

名字:

这个体式的名字叫作至善坐,是因为它是有造诣的瑜伽修行者最喜爱的体式。"Sidha"在梵文中的意思是"精通"和"内行"。

技巧:

首先,练习者双腿完全向外伸展而坐,然后弯曲左腿膝关节,折叠左腿,将左脚跟紧压在会阴处(如图16所示)。为了更明确地找到会阴

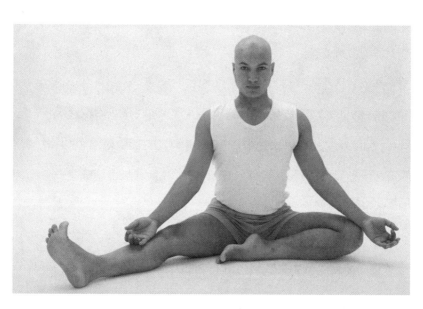

图 16　至善坐式(Siddhāsana) 准备姿势

的位置⑧,练习者首先用左手提起生殖器,然后用右手将脚跟放在合适的位置。左脚的脚心要尽量靠近并与右大腿接触。注意不要尝试坐在脚跟上,这是一个错误的行动,因为压力应在会阴处,而不是肛门处。调整脚跟的位置,应该感觉到它与会阴两侧的骨头紧密接触。当左腿已放在合适的位置上后, 生殖器应该被安排放置在左大腿和左小腿肚之间的空间内。生殖器被放置好后,以同样的方法来折叠放置右腿,右脚跟要紧挨耻骨,它(耻骨)恰好位于阴茎的上方(如图 17 所示)。右脚掌顺着左大腿展开,右脚的外侧缘插入左大腿和左小腿肚之间。注意不要伤到生殖器。一般来说,在右脚跟下方的空间是可以容纳生殖器的,但是如果那里没有足够的空间,也可以尝试将生殖器放置在折叠的腿的外面。在任何情况下都不要把不良压力施加在生殖器的相关部位上, 要如在莲花坐中那样,将下巴抵在胸部,保持收颔收束。但在这个练习中,双眼不要凝视鼻尖,而是凝视两眉之间保持眉心凝视法。除了在收颔收束时需要弯曲颈部外,脊柱的其他部分保持竖直。

双手和手指的位置可以保持智慧手印(如图 17 所示),或者双手心朝下放在双膝上。

应该循序渐进地进行这个体式的练习, 避免各种可能产生的不舒适的压力。练习的时间应该逐渐增加。

注意:

在印度本国的一些瑜伽书中,这个体式被认为对性功能有不利的影响。根据我们长期的实践,对于身体健康的人,这个观点并没有大量的证据来支持。在没有专家的准许时,练习的时间最好不要超过一个小时。

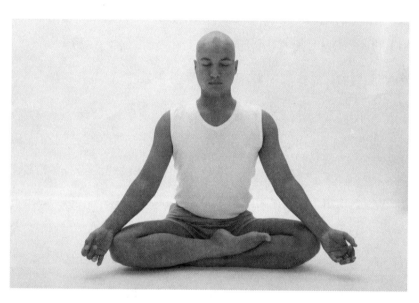

图 17　至善坐 (Siddhāsana)

这个体式和莲花坐体式对于精神练习者是非常重要的。在正确的指导下练习,它们也可以用于身体的练习和治疗的目的。

吉祥坐(Swastikāsana)

名字:

这个体式的名字叫作吉祥式是因为这个体式中双腿相交的样子,这被雅利安人看作是吉祥如意的意思。梵文"Svastikā"的意思是"吉祥"。在古典的梵文中"Svastikā"这个词也代表双手相交的意思。原因是因为"Svastikā"这个词所代表的一个神秘的符号⑨主要是由两条线以很多九十度的角相交。所以包含由双腿或是双手相交的姿势被称为"Svastikā"。图19展示了吉祥坐(Svastikāsana)。在图中清楚地展示出了双腿在这个体式中是如何在脚踝之上相交的。

技巧:

练习者双腿完全向外伸展而坐,然后弯曲其中一条腿。例如先从右腿膝关节处弯曲,并折叠右腿,如同前面至善坐一样。但是这里的区别是脚的最终位置。在至善坐中脚后跟抵靠在会阴处,而在吉祥坐中脚后跟是抵靠在对面的髋关节处⑩,这样可以使相应的脚掌与相对的大腿紧密地接触(如图18所示)。然后不要移动右脚跟的位置,练习者用左手把他的右脚趾提起来,与此同时,如同右腿的方式折叠左大腿并且将右脚的大脚趾伸入左大腿和小腿肚之间,然后将左腿放在右腿上,左脚跟紧紧抵在右腿髋关节处(大腿内侧根部——译者注)。左脚的脚趾插入折叠的右大腿和右小腿肚之间,大脚趾则不插入其中而是在外面(如图

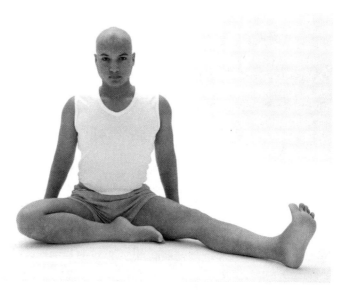

图 18　吉祥坐式(Svastikāsana) 准备姿势

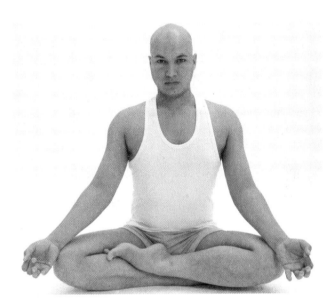

图 19　吉祥坐 (Svastikāsana)

19 所示)。很显然,这时左脚掌是顺着右大腿伸展开的。在这个体式中双腿在脚踝的上方相交,所以可以避免一些对踝骨产生的不适的压力。当双腿的位置调整正确的时候,会感觉非常舒适,使练习者能够保持较长的时间。

整个脊柱保持竖直,但是不要让胸部过度地突出。吉祥式是一个冥想体式,应该保持较长的时间。任何人为造成的脊柱的弯曲⑪都会造成紧张。

双肩放松,双臂自然垂下,手心朝下放在双膝上。或者可以将双臂伸展,使手腕(背部)能够放在相应的膝关节上。在后一种情况中,双手的安置如智慧手印(如图 19 所示)。

双手的第三种布置方法可以和莲花坐中相同(如图 15 所示)。

练习者也可以先从左腿开始练习。练习的技巧和以上的介绍完全相同。

双眼可以如图 19 所示中闭着。或者保持前面所述的鼻尖凝视法或眉心凝视法。(这两种凝视法参见图 8 和图 9 所示)

平衡坐(Samāsana)

名字:

这个体式的名字叫平衡坐式,是因为在练习时人身体的各个部分都保持完美的对称和平衡。在梵文中"Samā"的意思是"对称"。

"Guptāsana"是这个体式的另外一个名字。在梵文中"Guptā"的意思是"很好的保护"或者"秘密"的意思。这个体式叫作"Guptāsana"是因为在练习时,男性的生殖器被很好地保护在脚跟的下面。也可能是过去这个体式只在某些特别的瑜伽学校中被秘密地练习,为他们秘密所有,直到后来被别人知道了才冠以这个名字。

技巧:

这个体式与前面的吉祥坐的唯一的区别在于脚跟的安置方法。在吉祥坐中右脚或者左脚被抵在相对的腿的腹股沟内侧。但在平衡坐中右脚和左脚跟抵在耻骨处。做法如下:折叠右腿时,练习者用右手抓住右脚跟,左手抓住右脚趾,然后将右脚跟朝上翻转同时脚趾朝下,在体前保持这种状态,使右脚跟抵住耻骨,脚掌朝上,右脚脚背与地面接触(如图20所示)。要特别注意:这时候生殖器处于脚跟的下面,不要施加压力在生殖器上。另一条腿同样地折叠,脚跟放在下面脚跟的上面并且也抵在耻骨上。上面这条腿的脚趾插入先折叠那条腿的大腿和小腿肚之间(如图21所示)。

双手的放置和双眼的凝视法允许和前面的吉祥坐那样有许多变式。在保持平衡时,整个脊柱始终保持竖直,并保持身体的平衡。

注意:

在练习这个体式时,双脚跟下面的空间一般都可以容纳下健康的生殖器,患有阴囊积水等疾病的人不要练习这个体式。

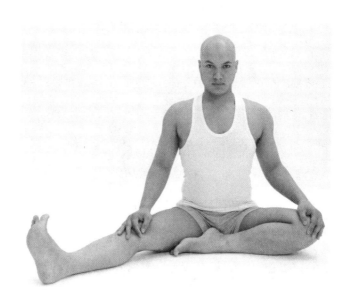

图 20　平衡坐式(Samāsana)准备姿势

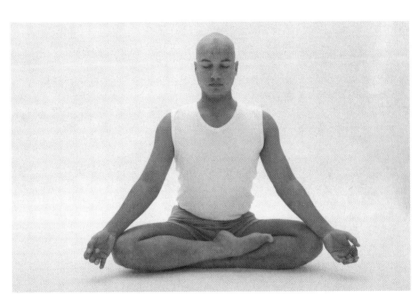

图 21　平衡坐 (Samāsana)

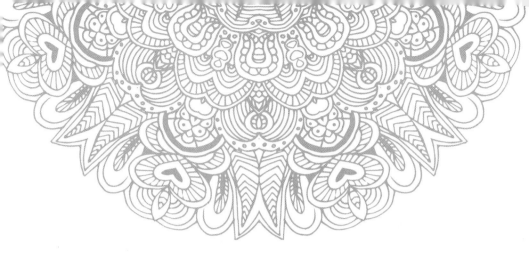

第四章

练习体式

头倒立或者颠倒的体式（Śiîrshāsana）

名字：

这个体式的名字叫头倒立，是因为它要求练习者用头保持站立。在梵文中"Śiîrshā"的意思是头，"āsana"的意思是瑜伽体式。

技巧：

以双膝跪地的坐姿开始练习，将右手的手指分开，交互插入左手分开的手指间，直到它们的指跟紧靠在一起。然后前臂在身体前方的地板上组成一个合适的角。相互锁扣的双手作为顶点（如图22所示）。然后将头放在顶点处。此时，头顶较靠后的位置接触地面而不是用靠近前额的部分。理由是：在平衡的状态下，如图23—29所示，脊柱必须尽量地保持竖直，这样才可以轻松地承受整个身体的负荷。如果接触的地方靠近前额，会导致颈部的区域产生弯曲，从而给它增加了不必要的紧张。这时候练习者仍然如图22所示保持双腿跪地坐下的姿势，然后抬起躯干（上半身），抬升和下降躯干，尝试使躯干保持与地面垂直。为了达到这个目的，将身体的重量放在三个点上：双肘和紧锁的双手上。逐渐提起双膝，并将双脚脚趾靠近脸的方向。当头部支撑着躯干达到足以向后倾倒的程度时，练习者会发现可以将脚趾从地面上提起来，而没有倒塌

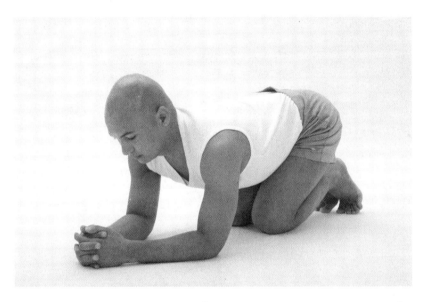

图 22　头倒立 (Śiῑrshāsana) 准备姿势

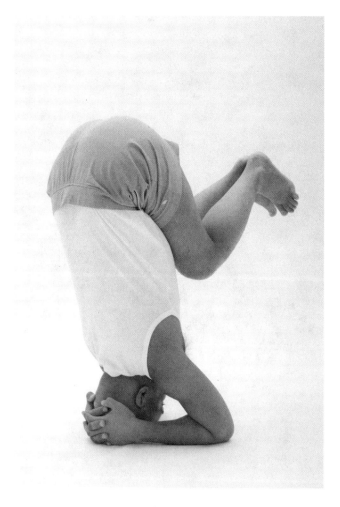

图 23　头倒立(Śiīrshāsana) (第一阶段)

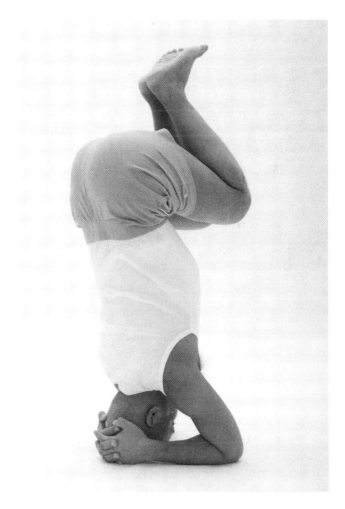

图 24　头倒立(Śiîrshāsana)(开始平衡阶段)

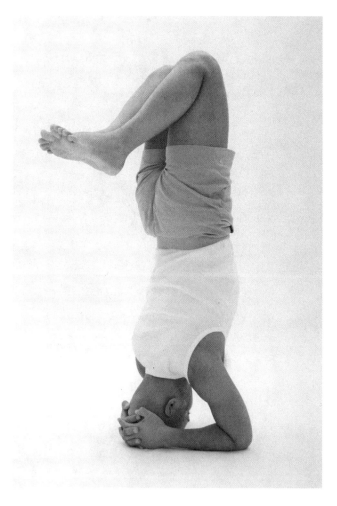

图 25　头倒立(Śiîrshāsana)（大小腿折叠阶段）

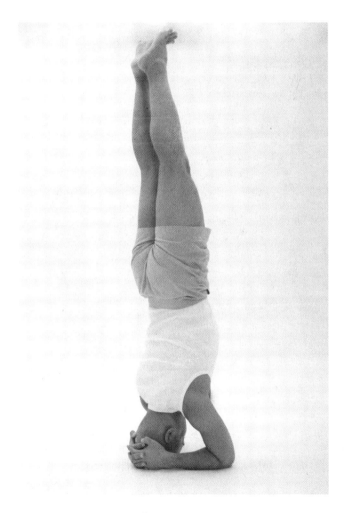

图 26　头倒立(Śiīrshāsana)（大腿伸直阶段）

的危险(如图 23 所示)。以上运动的过程必须非常缓和平稳,不要给身体任何的猛拉动作。要知道建立平衡要比颠覆它难得多。然后将双膝靠向胸部,折叠双腿,并且伸直背部,试着让这个平衡姿势变得更坚固(如图 24 所示)。这个头倒立第一阶段的习练要持续一些天,这样肌肉将会逐渐地适应并且它们的工作将会逐渐变得轻松。

当练习者能够轻松优雅地进行这个体式的第一个阶段练习时,接下来的任务就很简单了。在第二个阶段的练习时,他只需要简单地伸直大腿,并让大腿与躯干成一条直线(如图 25 所示)。在这里保持平衡,不要让身体向后倾。收紧背部和臀部的肌肉来平稳地完成整个运动。当双腿打开伸展向上,整个身体站立垂直于地面时,就达到了第三个阶段,也就是最后一个阶段(如图 26 所示)。

就像是我们用双腿站在地面上一样,我们不会感到身体的任何部位有哪怕最轻微的负担。所以通过练习,学生们在这个体式中能完美地保持平衡也不会感到有任何的负担,身体的重量被平均分布到了不同的部分。

以上三段讲述了如何通过一些方法能确保头倒立保持所需要的平衡。一些人的印象中认为,可以将腿抛起向上,只要有别人的帮助,抓住他们抛到空中的腿就行了;或者是依靠一堵固定的墙支持,只要他们的双腿能被猛力抛起来。这些草率的人们往往会发现他们自己在练习时就像是在表演杂技,但也只是没有任何技巧的蹩脚演员。即便是某些人进展得比较顺利,但经过了数个月的练习后,他们在练习这个体式时,心理上还是没有安全感,总希望找一个可被支撑的东西。但是那些一开始就尝试在没有任何外界帮助下练习的学生，往往会在很短的几天内就掌握了必要的技巧。

保持这个体式下停留适当的时间，然后练习者按照做这个体式的步骤返回到初始的位置。

保持这个体式的时间必须非常谨慎。练习的时间开始时最好从15秒开始，然后谨慎地逐渐增加。关注练习时的每一个征兆，并且应该避免对于身体任何部分的过度练习。只要有适当的预防措施，练习这个体式绝对不会导致任何问题。练习的最长时间是24分钟，然而，我们见到过一些人，他们每天练习这个体式超过半小时，因此保持着非常好的健康状态。有些人甚至练习50分钟，从他们与我们的交流中，我们发现很多的证据都清楚证明，有规律地练习头倒立可以带来多方面的益处。

上一段中提到练习的最长时间是24分钟，所指的是单独练习这一个体式，如果这个体式只是你每天练习的一部分，那么练习的最长时间是12分钟。

注意(或者限制)：

虽然，头倒立适用于一般身体健康的人，但是它也有一些特殊的限制需要注意，列举如下：

·耳朵疼痛或流脓的人应该避免练习头倒立。

·这个体式练习的禁忌，意味着不仅在生病期间不能练习，甚至在病情好转后的一段时间内也不能练习。

·眼部毛细血管脆弱的人不要练习头倒立，但是如果通过其他的练习使毛细血管功能增强后,可以进行练习。

· 血压的记录经常超过 150mmHg 和低于 100mmHg 的人不要自己练习头倒立,应该向专家咨询,寻求指导。

· 心脏有问题的人练习头倒立时应该非常谨慎。如果他们用头站立的时候导致心悸(心慌),就应绝对避免练习这个体式。

· 练习头倒立会使严重的鼻炎变得更严重。但是如果是鼻炎的开始阶段,练习头倒立有很有效的治疗效果。

· 粪便特别干燥的便秘人群应该避免练习头倒立。

· 在任何剧烈运动后,都不能马上练习头倒立,至少 20 分钟以后再练习。

练习的益处:

人身体所有的活动,无论是身体的,还是心理的,都由大脑控制。整个神经系统像网状的电线一样,遍布全身,它们直接或间接地与大脑相连接。当人用头站立时,会把充足的动脉血送到大脑,保证了大脑和整个神经系统的健康。

人的各种感官:视觉、嗅觉、听觉和味觉等的功能依赖于位于大脑的各种神经中枢的功能。练习头倒立可以给予这些神经中枢非常有益的影响,使感觉器官能够很好地工作。

有一些非常重要的内分泌腺体,当人的身体处于颠倒时,心脏给这些内分泌腺提供了丰富的新鲜血液,改善了它们的健康。松果体和脑垂体获得最大的益处,甲状腺和甲状旁腺也获得了很多益处,但是没有那么丰厚。

练习头倒立可以立刻使消化器官受益。在这些器官里循环的血液通过门静脉流经肝脏，然后注入下腔静脉⑫。这个身体倒置的体式，极大程度地帮助了门静脉系统的循环。在生理学中有这样一个普遍原则，一个健康的器官应该能够非常有效地排除静脉血，并获得丰富的动脉血的供给。头倒立使静脉血在门脉循环中充分地循环起来，消化器官也获得了更丰富的动脉血液供给，使这些器官更加健康。头倒立对神经系统、内分泌系统、消化系统，还有各种排泄器官健康的有益影响是显而易见的。一般来说，人身体的健康主要依靠以上几大系统的正常协调工作，所以说头倒立可以很好地维持人的整体健康和增强各个器官的活力。

治疗益处：

在练习的益处里我们已经讲解了头倒立会对神经系统、内分泌系统和消化系统产生有益的影响。这些系统的任何失调就会导致疾病的产生。在某些情况下，这些疾病可以通过头倒立来治疗。

神经衰弱：这是一种由于神经功能失调而发展成的疾病。此病的主要特征是：缺乏活力、感觉迟钝、头顶紧束感、易疲劳、记忆力衰退、困倦思睡、消化不良及便秘等。产生所有这些症状的原因都是由于神经中枢的功能失调所造成。而神经中枢都直接或间接地与大脑连接，所以可以通过头倒立对大脑进行锻炼来解决以上的问题。

消化不良和便秘：这两种疾病都是由于消化器官的功能失调而造成的。如果这种失调是由于血液循环不良或者神经机能的衰退所致，可以通过头倒立很快获得有效的治疗。

喉咙充血：喉咙充血，特别是由于消化不良引起的充血，可以通过头倒立得到缓解。

肝脏或脾脏充血:肝脏和脾脏经常容易产生充血,这种充血状态可以通过练习头倒立使这些器官建立自由的血液循环来缓解。

内脏下垂:这种疾病是由于腹部肌肉过于虚弱和经常便秘而引起的,腹部器官有下垂到骨盆区域的倾向。这个问题可以通过头倒立对抗它的发展。

疝气:这种疾病早期时很容易被检查出来,这时可以很好地控制。如果用练习头倒立来治疗疝气,要注意根据每个人的不同情况对体式进行修正,必须请教专家给予指导。

生殖系统功能失调:由于精囊(或精囊腺)的位置处于膀胱和直肠中间,在夜间由于膀胱和直肠中都充满着排泄物,尤其是那些便秘的人,会频繁在后半夜产生遗精。这种遗精可以通过练习头倒立来控制。

很多生殖系统的问题,是由于他们的生殖器中静脉血充血而造成的,在这种情况下练习头倒立有很大的帮助。

哮喘:练习头倒立对某些类型的哮喘病有很好的治疗效果,尤其是神经性和肝源性的哮喘。

头倒立的更高阶段

到目前为止,我们已经描述了这个完全颠倒的体式的几个不同阶段。当练习者有规律地练习这个体式一段时间以后,他就能够很好地控制自己的身体,并且发现自己完全可以保持平衡了,使他可以在倒立时完成肢体的各种折叠和扭转的动作,而不会担心倒下来,这时就可以进入更高阶段的练习了。

第一高级阶段

技巧：

与以上的双腿垂直不同,双腿也可以相盘,这样就构成了头倒立的第一高级阶段。练习时,练习者可以弯曲他的双腿,最好先弯曲右腿,从右腿膝关节弯曲并且折叠右腿,然后把它放在对面的(左腿的)髋关节上,使右脚跟放在左大腿根上,脚心向上并伸展(如图27所示)。如果初练者在开始时很难按照以上方法调整,这时他可以把右脚放在左大腿的任意地方,然后通过肌肉的收缩将脚滑到所需要的位置,保持时收缩脚背压向大腿。

在这个阶段的练习中,练习者保持平衡时,应该把他双腿的重量微微向前,这样他可以很容易地使身体复原(在万一倒下时——译者注),其实在其他的运动中也有同样的经验。通常我们会发现,当我们的身体向前方摔倒时,我们比较容易控制住自己的身体,但如果我们摔向相反的方向时,往往就会摔倒在地上。这是因为当我们的身体有向前方摔倒的趋势时,双腿后侧的肌肉起到反抗和抵消作用,当身体向前倒时,双腿后侧的肌肉从脚开始立即收缩,这种收缩给了双腿一个很好的调整和支持。但是身体向后倒时,就没有这种支持作用,并且平衡一旦失去了就很难再重新建立。这个原则同样适用于头倒立的练习。头和两条前臂放在地面上对身体构成了一个很好的支撑,代替了平时用双脚的站立,在瑜伽练习者倒向前方时起到保护作用。在这里上臂的肌肉和胸部的肌肉就像我们平常站立时腿部的肌肉一样,但是向后倒的趋势很少能被控制,这是因为头部的后侧没有很有效的支持。在这种情况下,相

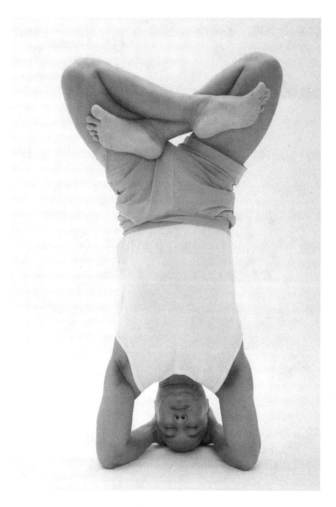

图 27 头倒立 (Śiîrshāsana) (第一高级阶段)

扣的双手可以提供一点帮助。

当右脚已经放在适当的位置后，左脚以同样的方法放在右腿的髋关节上，这样就完成了第一个阶段。保持姿势时脊柱保持竖直，相盘的双腿与整个躯干保持在一条垂直线上。

现在相盘的双腿是莲花式中腿部的特征，双腿相盘的头倒立的这个阶段被称作"Utthitordhva Padmāsana"即上升莲花头倒立，在梵文中"Utthita"的是升起的、空中的意思。

第二高级阶段

在双腿相盘并伸直保持一会儿后，练习者可以将双腿从髋关节处折叠向腹部(如图 28 所示)。当相盘的双腿接触到腹部时，让它们顺着胸部伸展向腋窝的方向。这样就完成了第二高级阶段。这个阶段的练习需要强烈收缩腹部的肌肉，并且充分伸展整个脊柱和背部的肌肉。

第三高级阶段

第三个高级阶段也就是最后一个阶段，当躯干在手臂上方进一步折曲向下，相盘的双腿经过肩关节放在腋窝处，这时候整个身体几乎在每一个重要的关节被折叠起来，成了结(如图 29 所示)。这时整个脊柱和后背形成了匀称的曲线，腹部肌肉处于强烈收缩的状态。

注意：

一些练习者有时不是以伸展腿的姿态开始练习头倒立的，而是以盘腿开始的(双腿相盘在梵文中叫作 Matsyāsana)。在这种情况下，他是先达到第三高级阶段，然后经过第二阶段、第一阶段，最后松开他相盘的双腿，让双腿完全与地面垂直，达到完全的头倒立。这种情况下，他的

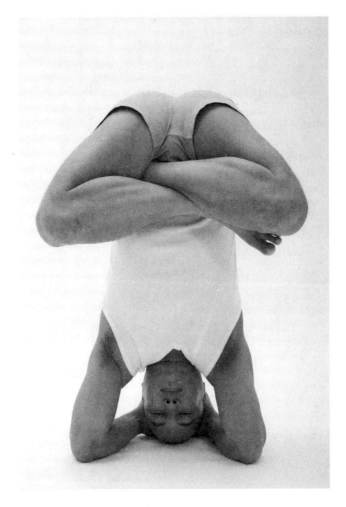

图 28　头倒立 (Śiīrshāsana) (第二高级阶段)

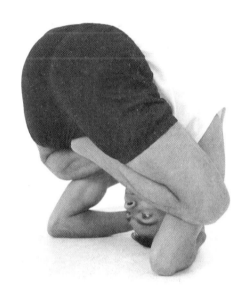

图 29　头倒立 (Śiîrshāsana) (第三高级阶段)

练习程序正好跟我们前面所描述的步骤相反。

当练习者以相盘的双腿开始练习时,他先做到的是上升莲花式,然后是头倒立。

练习益处:

头倒立的这三个高级阶段的练习对背部的深层和表面肌肉以及腹部的肌肉是非常好的练习。当保持头倒立时,反复进行这三个高级阶段的练习,相盘的双腿被重复折叠再松开几次后,躯干上所有的肌肉都会轮流得到收缩和放松。

治疗益处:

头倒立的这些高级练习是比较艰辛的,所以一般不被运用于治疗中。

肩倒立(Sarvāṅgāsans 或者 Pan-Physical 体式)

名字:

这个体式的名字叫作"Sarvāṅgāsans",是因为它影响了甲状腺,并且进一步影响了整个身体的功能。在梵文中"Sarvā"的意思是整个,"āṅgā"的意思是身体。

技巧:

练习者首先仰卧在地上(如图 30 所示)。全身所有的肌肉完全地放松。然后从他的髋关节开始缓慢地升起双腿,到与地面成 30 度角的地方,在这里保持几秒钟,然后从这个角度再次向上举起双腿 30 度并保持稳定。接着完全举起腿到 90 度,同样保持几秒钟[13]。

在以上练习过程中,练习者的双臂和双肘不参与到动作中,它们只是处于被动的状态。但现在练习者要通过把他的双腿向上举将整个身体立起来,并将重量放在双臂上(如图 31 和图 32 所示)。这时练习者必须将胸部压向下巴,构成前面已经描述过的收颌收束。为了让收颌收束做得更完美,从双肘处弯曲前臂,用双手托住背部,直到下巴刚好压在颈静脉切迹中,如图 33 所示的完全的肩倒立式。图 34 是后侧视图。在保持时,颈部后侧的肌肉与地面接触,躯干和双腿保持在与地面垂直的一条直线上,意识关注在甲状腺上,只有在特殊的情况下,意识关注在脚趾上(如图 33 所示)。

在某些传统的肩倒立中,当躯干已经完全地垂直时,双臂仍然保持伸展(如图 31 和图 32 所示)。它也可以被看作是肩倒立的一种变式,叫作无手臂伸展肩倒立。

如果单独练习肩倒立,最长练习时间应该不超过 24 分钟,练习以上变式的时间不超过 4 分钟。如果肩倒立的练习是你日常练习的一部分,那么保持 6 分钟的时间就足够了,在这种情况下可以不练习变式。

练习益处:

肩倒立最主要的益处是它保持了人体甲状腺的健康。众所周知,甲状腺对每个人身体的健康起着非常重要的作用,通过对甲状腺的锻炼,肩倒立可以使整个人体的机能保持在健康的状态。

肩倒立和头倒立的区别在于头部的位置。在这两个体式中都是身体与地面保持垂直。头倒立由于整个身体完全与地面垂直而产生练习的益处,在肩倒立的练习中也自然会产生。肩倒立对于男性和女性的性腺都有非常有益的影响。

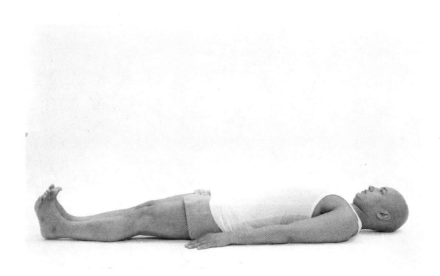

图 30　肩倒立(Sarvāṅgāsana)准备姿势

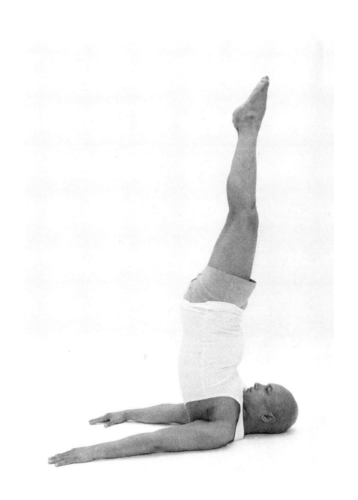

图 31　肩倒立(Sarvāṅgāsana) 双臂伸展(侧面图)

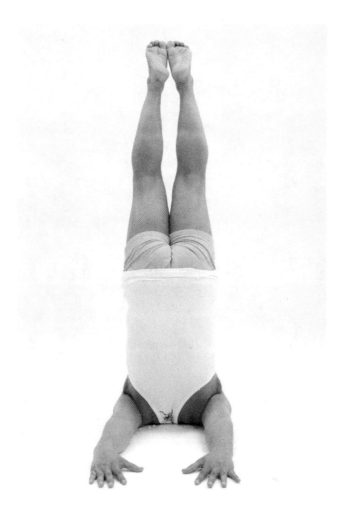

图 32　肩倒立 (Sarvāṅgāsana) 双臂伸展 (背视图)

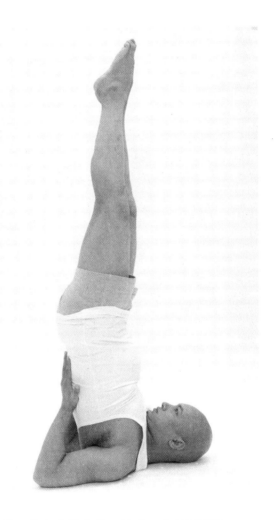

图 33　完全肩倒立(Sarvāṅgāsana) (侧面图)

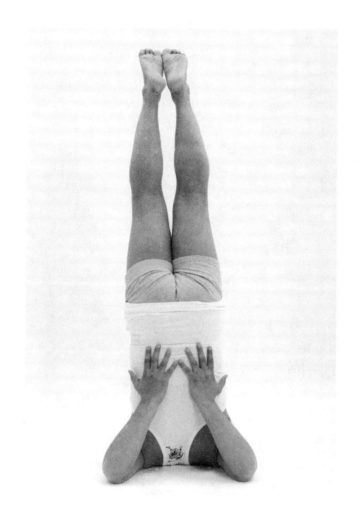

图 34　完全肩倒立 (Sarvāṅgāsana) (后视图)

治疗益处：

由于甲状腺功能障碍所导致的早衰症状，可以通过练习肩倒立来治疗。对于男性的性功能下降和女性卵巢功能退化而引起的性功能障碍，肩倒立的练习可以起到很好的控制作用，另外它还可以治疗便秘、消化不良、疝气和内脏下垂等疾病。

鱼式（Matsyāsana）

名字：

这个体式的名字叫作鱼式，因为如果稳定保持在这个姿势下，在游泳时人们可以在水里漂浮相当长的时间，就像鱼一样。在梵文中"Matsyā"的意思是鱼。

技巧：

练习者坐在地面上，双腿完全伸展。然后，弯曲其中一条腿，最好从右腿开始。从右腿膝关节处弯曲右腿并且折叠，把右腿放在相对的（左腿的）髋关节上，让右脚沿着左大腿根伸展并且脚心朝上。另一条腿用同样的方法折叠放置在相对的髋关节上。调整两个脚跟的位置，使它们都压在与它们毗邻的腹部（如图35所示）。图35显示的是身体处于坐姿时双腿相盘，并与腹部组成90度角的状态。图36显示的是身体躺下时双腿相盘与腹部成一条直线的状态。当双腿盘好后，练习者向后仰卧下来，将身体的重量放在双肘上，升起躯干和头部，使脊柱向后弯成拱形，像是坐在地上形成了一个拱桥（如图37所示）。然后将他的手指做成钩状，分别抓住同侧的脚趾，而实际上它们是对侧折叠过来的腿的脚

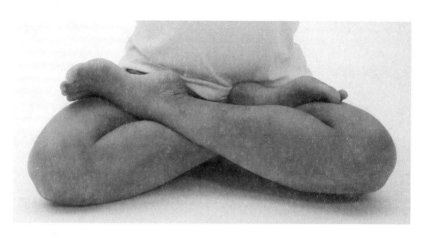

图 35　鱼式((Matsyāsana))准备姿势

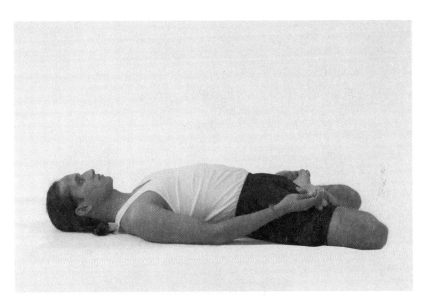

图 36　鱼式(Matsyāsana) 锁腿

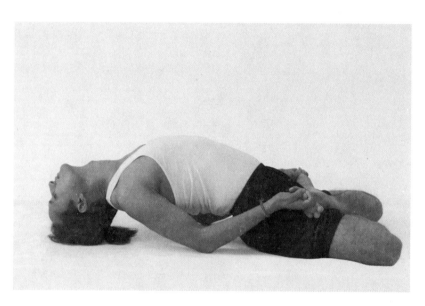

图 37 鱼式(Matsyāsana)

趾。将双臂伸到头的前方相抱的动作常常替代上面我们所介绍的手的姿势。

如果练习者想获得肩倒立练习完美的效果，那么一定不能忽略了鱼式的练习，因为鱼式是肩倒立练习的补充。因此，保持鱼式的时间应该是主体式(肩倒立)的十分之三。

练习和治疗的益处：

这个体式作为肩倒立的补充体式，极大地帮助练习者获得肩倒立练习的益处，所以练习时意识关注在甲状腺。

犁式(Halāsana)

名字：

这个体式的名字叫犁式，是因为练习时身体的形状很像是印度的耕地的犁。在梵文中"Halā"的意思是犁。

技巧：

开始时和练习肩倒立相同，练习者仰卧在垫子上(如图30所示)。然后缓慢地从髋关节处举起他的双腿到与地面成30度角处，在这里稳定地保持几秒钟，接着再向上举起30度保持几秒钟，最后将双腿举到与地面垂直保持几秒钟。这部分的犁式可以叫作半犁式⑭ (Ardha-Halāsana)。

在这之后练习者尽可能保持他的身体靠近地面，只是进一步向下弯曲双腿，使抬起臀部和下背部差不多达到如图38所示的第一阶段所需要的程度。这个过程如下：从90度时举起双腿，然后向头的那一侧放低,差不多使脚趾能触到头部上方的地面,但是它们要保持在离头部最近的地方;整个臀部和大腿的压力会作用于脊柱的腰骶区域。在这个阶段和接下来的两个阶段的练习中，双手的位置始终保持在伸展和被动的状态下。一如既往地,完成双腿的运动过程时是平滑且稳定的。如果一开始练习时,很难达到第一阶段中的弯曲,每天循序渐进的练习将会最终达到目标。图38给出了犁式第一阶段的侧视图。

达到第一阶段后,保持几秒钟,双脚的脚趾尽量地再往远处伸展,直到脊柱弯曲的(腰曲——生理弯曲——译者注)下背部的区域感觉到压力。这样就构成了犁式的第二阶段(如图39所示)。

在第二阶段保持几秒钟后,双脚的脚趾继续再往远移动,直到练习者力所能及的最远位置，这时重量作用在上背部的脊柱弯曲（胸曲——生理弯曲——译者注)区域(如图40所示)，这构成了犁式的第三个阶段。

在第三个阶段保持几秒钟后，练习者就可以准备完成最后一个阶段了。双手到目前为止一直都保持在被动的状态,将双臂从身体两侧,向前移动超过头顶,双手的手指相扣[15]。将相扣的双手放在靠近头部处,双脚的脚趾再向后压，直到脊柱在颈部的弯曲处（颈曲——生理弯曲——译者注)感觉到了压力。这时下巴已经紧紧地压在胸部形成了完美的收颌收束(如图41所示)。这样就完成了完全的犁式。

恢复身体到原位时,按照以下的方法进行。

首先,松开相扣的双手,将双臂放回到初始时伸展的位置。然后双脚脚趾一点点地向靠近头部的地方移动，接下来的所有步骤和达到体

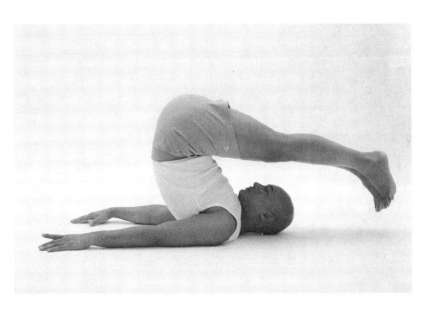

图 38　犁式 (Halāsana) (第一阶段)

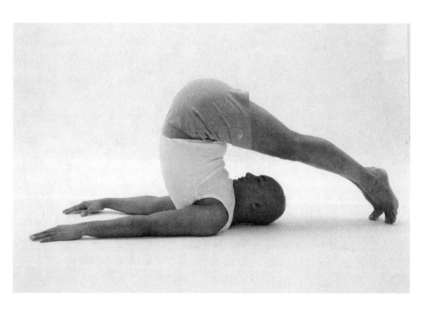

图 39　犁式(Halāsana)(第二阶段)

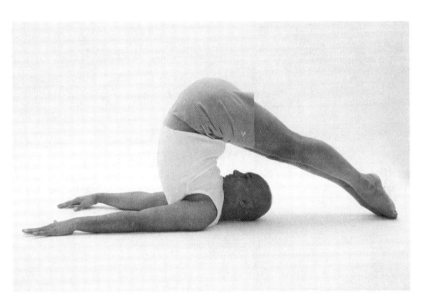

图 40　犁式(Halāsana)(第三阶段)

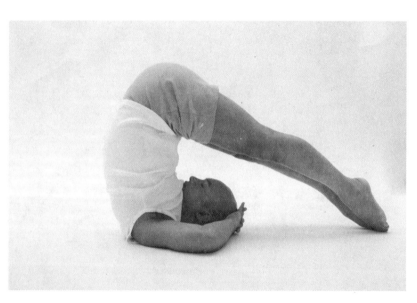

图 41　犁式 (Halāsana)

式时正好相反,最后回到开始的仰卧位置。

注意:

对于身体练习者,重复练习的次数比在每一个阶段保持很长的时间更有效。但是这并不适用于精神练习者,精神练习者应该在第一个阶段保持相当长时间的练习,后面的三个阶段对精神练习者的作用来说较小。

当犁式作为简短课程的一部分练习时,每个阶段保持两秒钟,并且双腿和脊柱可以弯曲。当它作为完全课程的一部分时,前几个阶段保持3秒钟,而最后一个阶段保持半分钟。练习犁式的最长时间为4分钟,最多六轮。

在简易课程中可以练习半犁式,它的进展方式在附录Ⅲ中列出。

注意:

犁式可以使脊柱保持充分的弹性。但是对于那些脊柱僵硬的人,要很缓慢地开始练习这个体式。练习时不能有猛拉的动作,猛拉会使僵硬的肌肉受伤。哪怕是只能达到最小的弯曲也应该在此保持一段时间。通过练习,再完成更大一些的曲度就有可能了。用这种方法,每天不断地练习,脊柱将会逐步恢复到它原本的弹性状态。

以上的警告同样适用于眼镜蛇式、弓式、双腿背部伸展和瑜伽身印式这类都包含有脊柱弯曲的体式的练习中。

练习益处:

犁式是保持整个脊柱的弹性和脊柱神经健康的最好的体式之一。要知道脊柱的弹性可以反映他的生理年龄,弹性良好的脊柱使人年轻,而僵硬的脊柱使人衰老,我们会立刻明白这个练习的价值。另外,犁式对发展强健的腹部肌肉也很有帮助。对于保持甲状腺的健康,犁式的作用仅次于肩倒立。

治疗益处:

犁式对于消化不良和便秘有很好的疗效,特别是由于腹部肌肉或者消化神经机能的退化而引起的这些症状。犁式可以减小肝脏和脾脏增大,阻止过度增大。对于某些类型的糖尿病也有很好的控制作用。另外它还有很多治疗益处和眼镜蛇式相同。

眼镜蛇式(Bhujaṅgāsana)

名字:

这个体式的名字叫"Bhujaṅgāsana",是因为体式的最终姿势完全展示了一条被激怒的眼镜蛇蛇高抬起头,颈部变成粗扁帽状时的外貌(参见图42)。"Bhujaṅgā"梵文的意思是眼镜蛇。

技巧:

练习者首先全身肌肉放松俯卧在垫子上。但是请注意这个图代表的是蝗虫式的准备姿势,眼镜蛇式的准备姿势时手和前额的位置与它有些不同。当准备练习眼镜蛇式的时候,要求练习者的前额着地,双手从肘部弯曲分别放在胸部的两侧,双脚的脚心朝上。

然后练习者慢慢地抬起头,并且尽可能地向后弯曲颈部,将下巴完全伸展开。同时胸部尽可能接近地面,也就是身体的躯干不参与提起来的运动。当头部已经完全充分后弯,这时开始让背部的深层肌肉投入工

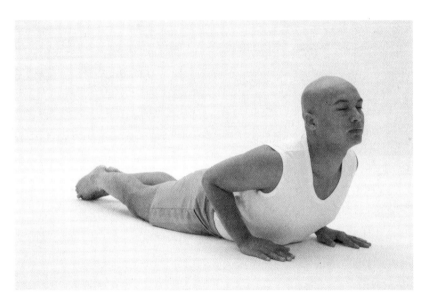

图 42　眼镜蛇式(Bhujaṅgāsana) (侧面图)

作,通过收缩背部肌肉缓慢地抬起胸部。刚开始练习的人以双手的支撑力抬起胸部,然后逐渐增加大臂和前臂之间的角度。但是当练习者熟悉了这个练习后,他们就会尝试单独地依靠背部肌肉的力量来提起胸部。这时虽然他的双手的位置还和前面一样,但是相对来说只有很少的重量由它们承担。在练习眼镜蛇式时,练习者不需要立刻就让他的整个脊柱完全的后弯,尝试一节脊椎接着一节地去抬起,感受压力从上至下逐渐穿过脊椎的弯曲处,直到胸部都得到了很好的后弯。此时就可以多用双手了,以部分的双手和部分深层背部肌肉的帮助开始后弯腰部区域。最后腰椎的部分也得到充分的后弯,此时所有的压力都由骶骨所承担。当体式完成时,整个脊柱形成一个深度的曲线如在图 43 中那样。图 42 展示了完全体式的侧面。注意在这里颈部的后弯图示得不是很清楚,但是在练习时则不能被忽略。

在保持完全眼镜蛇式的时候,腹部的肌肉特别是两条腹直肌被伸展,并且腹内压升高很多,如果在此时尝试收缩这些肌肉,可以进一步地提高这个压力。

保持在这个体式练习适当的时间后,练习者开始使脊柱的弯曲逐渐消失,使胸部下降。此时的动作也应该逐渐进行。首先从腰椎开始,由下至上去释放每一节腰椎的压力,使弯曲逐渐消失。然后以同样的方式恢复颈椎和胸椎,直到使整个脊柱恢复到水平位置,前额着地如初始位置时那样。

对于刚开始的练习者,不要忽视呼吸,在整个练习的过程中保持自然顺畅的呼吸。但是对于高级的练习者应该知道如何控制他的呼吸,在

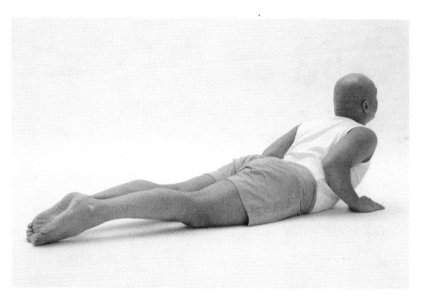

图 43 眼镜蛇式(Bhujaṅgāsana) (背部图)

练习的过程中可以保持完全的呼吸。

对于高级练习者这个体式应该被重复 3 到 7 次。在完全课程的练习中,这个体式保持的时间为 10 秒,而在简短课程的练习中,只需要保持 5 秒钟。对于简单课程来说,保持的时间可以从 2 秒到 5 秒。

注意:

同犁式相同。

练习的益处:

通过以上的方法练习眼镜蛇式的时候,背部深层肌肉轮流收缩和放松,通过练习使肌肉获得健康,并且保持了脊柱的弹性。这种收缩和放松的工作增强了血液循环,使背部肌肉获得了更丰富的供血,平时这部分身体的血流是相对缓慢的。

眼镜蛇式对背部深层肌肉有很大的益处。甚至仅仅单独练习眼镜蛇式就可以缓解由于工作过度而引起的背痛。

练习时使整个脊柱受到了稳定的拉伸,每一块脊椎和连接它们的韧带都参与了工作。如果个别的椎骨有微小的移位,也能够通过练习调整到正常的位置。

所有三十一对脊神经穿过每两块椎骨之间的空隙。两列交感神经链埋在脊柱两侧的肌肉中。眼镜蛇式的练习增进了这些部位的血液循环,对脊神经有较有益的影响,使它们保持了健康和活力。眼镜蛇式同样对腹部肌肉的发展也有可观的影响。

治疗益处:

眼镜蛇式连同蝗虫式或半蝗虫式,以及弓式,最好与犁式结合练习。这种组合的练习方法可以增强犁式的预期效果。

对于那些一吃完饭后马上就感到肠胃胀气的人来说，应该加强练习眼镜蛇式，但是对于那些吃完饭后一段时间才感到胀气的人应该多练习蝗虫式或是半蝗虫式。而弓式对这两种类型的人都很有用。与犁式不同，这三个体式对甲状腺没有直接的影响。

蝗虫式（Śalabhāsana）

名字：

这个体式的名字叫"Śalabhāsana"，是因为练习时身体的样子仿佛是一只蝗虫正抬起它的尾巴与地面成一定的角度。"Śalabhā"在梵文中的意思是蝗虫。

技巧：

练习者双手握拳，双脚的脚心朝上，俯卧在垫子上（如图44所示）。沿着身体伸展双手，使双肩和拳头的背面与地面接触。可以把下巴、嘴巴和鼻子都放在地面上，也可以仅仅把下巴放在地面上，头部微微地向后弯。然后随着一次完的吸气稳定整个身体，设法向后（向上）抬起他的下肢，把整个身体的重量放在胸部和双手上。双手手腕尤其会感到举起双腿的重量（如图45所示）。在练习的过程中保持吸气后屏息，双膝伸直双腿收紧。在这个练习中骶骨也参与了双腿的工作，并且需将其轻微抬起。

在练习者感到不再能保持屏息时，就慢慢地放下双腿，放松肌肉，然后逐渐进行呼气。当呼吸恢复正常后，就着手准备进行下一次练习。

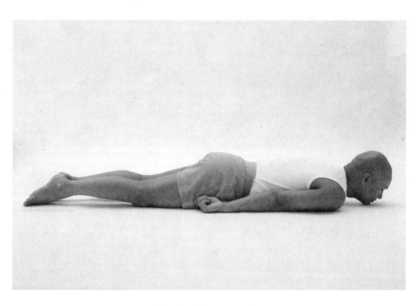

图 44　蝗虫式(Śalabhāsana) 准备体式

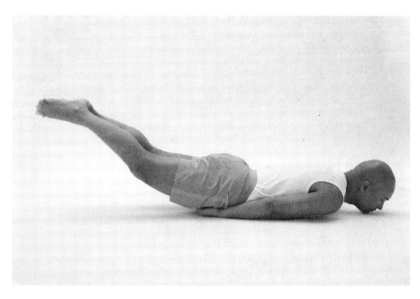

图 45 　蝗虫式 (Śalabhāsana)

这个体式可以有效地重复 3 到 7 次，注意不要过分延长保持的时间，而造成肺部的紧张。

在所有的体式中，只有蝗虫式在练习时要求下肢突然地运动，但是这里的突然并不是指腿部要用暴力，双腿的运动仍然需要在用力抬起时保持平稳的过程。

很显然在眼镜蛇式中躯干和上肢处于运动当中，而在蝗虫式中却保持不动；在眼镜蛇式中保持被动的下肢，在蝗虫式中却积极地参与了运动。

练习的益处：

蝗虫式对于骨盆和腹部是一项很好的练习。

治疗益处：

与眼镜蛇式相同。

半蝗虫式（Ardha-Śalabhāsana）

名字：

这个体式的名字并不是来自于任何瑜伽的原始典籍。它是我们根据蝗虫式的变式，自创的新词。

技巧：

与做蝗虫式相同，练习首先俯卧在垫子上，全身的肌肉放松，并且在整个练习的过程中保持正常的呼吸。练习时举起其中一条腿，收缩与之相对应的肌肉（如图 46 所示）。练习者举起这条腿的动作要尽量地缓慢、稳定，除了确实参与工作的部位外，其他部位应不会感受到什么压

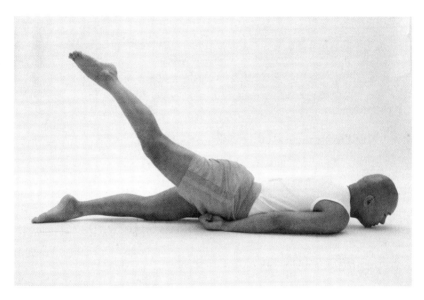

图 46　半螳虫式(Ardha-Śalabhāsana)

力。与此同时躯干和另一条腿要尽量接近地面。当这条腿已经提升到尽可能最高的角度后，开始缓慢放回到初始位置。然后以同样的方法提起另一条腿，就这样轮流地提起双腿重复练习适当次数。在高级练习时，控制呼吸并绷紧肌肉，但是确保不要由于这个原因而导致身体的紧张。当练习者感到足够强壮，可以很好地练习全蝗虫式了以后，就可以练习半蝗虫式了。

练习与治疗的益处：

半蝗虫式的益处与全蝗虫式相同，但是效果略低。

弓式（Dhanurāsana）

名字：

这个体式的名字叫"Dhanurāsana"，因为在练习时整个身体的形状类似于一张绷紧弦的弓。躯干和两条大腿代表弓柄，双腿和双手则代替了弓弦。在梵文中"Dhanus"的意思是弓。

技巧：

和前面的两个或三个体式一样，练习者俯卧，并且把下巴放在地面上。弯曲膝关节，折叠小腿位于大腿上面，使双手可以抓住脚踝。当双手已经牢固地抓住双腿后，开始设法同时向上提起躯干和双膝。直到身体的两端向上立起来，形成两头向上的曲线，整个身体的压力都作用在腹部，四肢完全地伸展（如图48所示）。保持适当的时间后，放下胸部和双膝。双手放开双腿，让它们伸展开，双手则放回到身体两侧。

这个体式的练习要求整个身体的运动非常剧烈、活跃。因此注意不要扭伤任何关节。开始时这个体式可以保持 5 秒钟,然后逐渐地增加保持的时间,到后来根据个人的能力可以延长到 3 分钟甚至更长的时间。练习时可以保持自然顺畅的呼吸,如果可以保证不伤害到肺部,也可以在练习时控制呼吸。对于初学者建议最好分开双膝来练习,因为这样可以使他安全地保持身体的最大曲线。当肌肉的弹性越来越好后,可以逐渐的将双膝并拢,到最后完全地并在一起,这时腹内的压力也达到了最高。如图 47 所示的就是双膝并拢的状态。图 48 为后视图。

练习的益处:

弓式一般都与眼镜蛇式和蝗虫式结合在一起练习。它也同时具有这两个体式的益处,只是稍微弱一些。练习弓式时腹内的压力没有蝗虫式大,因为即使在完全呼吸时,横膈膜也并没有像蝗虫式那样紧压在腹部内脏上。对于背部深层肌肉的锻炼则没有眼镜蛇式强烈,因为眼镜蛇式练习中主要由躯干组成了后弯的曲线。而弓式练习时后弯的曲线则是由双手和双腿用力拉向彼此而构成的。另外眼镜蛇式中主要的特征:背部收缩和放松产生的波动上下地移动于脊柱上,在这个体式中是没有的。但是弓式特别的益处在于它将前两种体式不能获得的益处有机地结合了进来。两条腹直肌和腹部向后弯曲的髋关节的肌肉在这个体式中得到了比另外那两个体式中更加充分的拉伸。这是由于躯干和大腿同时地参与了向后弯曲。

治疗益处:

治疗益处与眼镜蛇式相同。

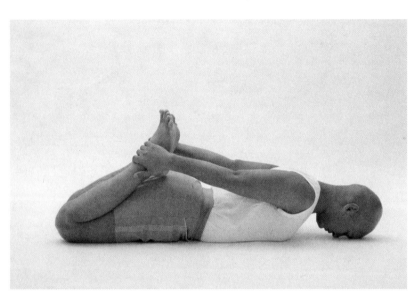

图 47 弓式 (Dhanurāsana) 准备姿势

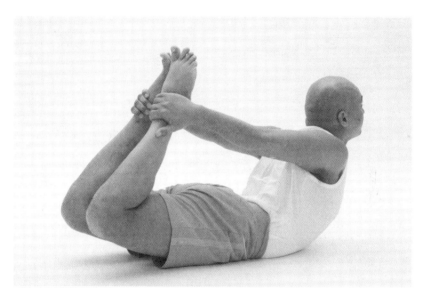

图 48　弓式(Dhanurāsana)

半鱼王式（Ardha-Matsyendrāsana）

名字：

这个体式的名字称为"半鱼王式"，因为没有完全按全鱼王式的要求来做。全鱼王式是由玛慈耶达拦那他（Bhagavān Matsyendrā），一位瑜伽练习的先驱发明的，虽然它具有极高的精神价值，但是原始的练习难度较大，所以本书中略去了这个体式。半鱼王式练习起来较为容易，并且具有许多生理上的益处。

技巧：

开始时，练习者双腿伸直且并拢坐在垫子上。然后弯曲他的一条腿，这里我们从右腿开始，弯曲右膝关节，折叠右腿，将右脚跟放在会阴处。对于男性来说就是肛门和阴囊之间的部位，对于女性来说就是肛门和外阴之间的部位。如果我们用自己的手指去触摸这个部位，会触到两侧硬的骨头之间有一块柔软的区域。脚跟就抵靠在这柔软的部位。男性注意不要让阴囊的任何部位滑落到脚跟和会阴的中间。练习时，可以用左手提起整个阴囊，同时用右手放置好右脚跟。有些人会有尝试坐在脚跟上的想法，但是这是一个错误的方法，所以应当避免。适当调整后，右脚脚心紧靠着左大腿内侧（如图49所示）。然后练习者弯曲左腿并越过右腿，将左脚放在右大腿的右侧（如图50所示）。

这个体式主要的特性是构成了脊柱的扭转。到目前为止我们所做的是将四肢做出特殊的力学安排，为完成扭转做好准备。垂直竖起的膝关节，在这里指左腿的膝关节，被当作一个杠杆的支点，可以把右肩关

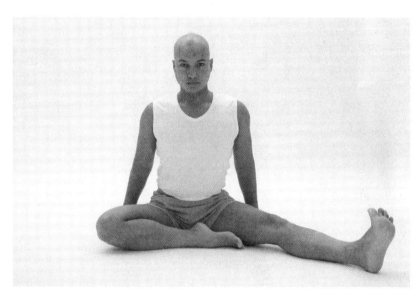

图 49　半鱼王式(Ardha-Matsyendrāsana)坐姿脚跟位于会阴部

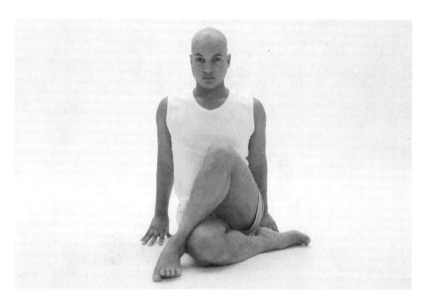

图 50　半鱼王式(Ardha-Matsyendrāsana) (调整另一条腿)

节的后侧放在上面(如图51所示)。将右手臂绕过左膝,并向左侧完全转动躯干,直到右肩和左膝相互抵靠。为了达到更为完全的扭转,并防止肩关节滑落,右手臂充分伸展,抓住左脚或脚趾。注意不要使肘关节过度拉紧,否则容易导致损伤。牢固地将肩关节抵靠在膝关节上完全可以避免出现以上情况。

为了获得更大的力学上的优势进一步进行脊柱的扭转,练习者现在可以加上左手的动作。将左手绕过后背伸展,并尽量抓住右大腿腹股沟下面的地方。左手向后,如图51所示,手指抓住大腿。现在有两种力作用于躯干上侧的两个角上,并组合这些力量在一起,使身体尽可能更有效地完全转向左侧。但是这里的扭转并没有影响到颈椎。为了让颈椎参与到扭转运动中,让头部最大程度地左转,直到下巴与左肩在一条直线上。如图50所示就是完全的半鱼王式。在练习的整个过程中,注意保持胸部始终直立,不要下沉。同样,在练习另一侧时,手和腿的位置正好相反。身体通过这两个相反方向的扭转,使整个脊柱获得了很大程度的扭转。

在刚开始练习这个体式时,只需要练习几秒钟,每一侧保持的最长时间不要超过一分钟。如果只是为了锻炼身体的练习者,每侧扭转一次就足够了;为了治疗的目的则可根据个人的能力进行重复练习。

练习的益处

如果要维持脊柱在最佳的健康状态,就应该在力所能及的范围内训练它进行各种运动。脊柱可以进行六种不同的自然运动:向前弯曲和向后弯曲,向右侧弯曲和向左侧弯曲,向右扭转和向左扭转。在练习肩

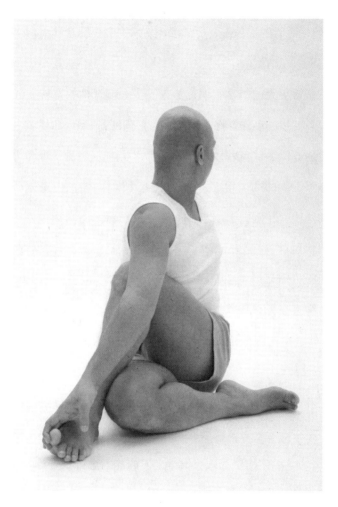

图 51　半鱼王式(Ardha−Matsyendrāsana)（正视图）

倒立和犁式、双腿背部伸展和瑜伽身印时，我们进行的是脊柱向前弯曲运动。在练习鱼式、眼镜蛇式、蝗虫式和弓式时则是对脊柱进行向后弯曲的训练。在半鱼王式的练习中，则是对脊柱进行了两个方向最大效力的扭转练习，并且还对脊柱进行了小范围的侧弯练习。因此，它有很大的练习价值。要注意结合脊柱的向前弯曲和向后弯曲的其他练习。

治疗的益处

从治疗的角度看，半鱼王式可以有效地缓解便秘和消化不良。对于充血、增大的肝脏和脾脏，以及功能不活跃的肾脏等则产生有益的改善。为了获得治疗方面的最大效益，这个体式应该根据患者的不同状况结合其他练习共同进行习练。

脊柱扭转式(Vakrāsana)

名字：

这个体式的名字称为"Vakrāsana"，是因为练习时脊柱处于扭转的状态。在梵文中"Vakrā"的意思是扭转。脊柱扭转式是半鱼王式的简化练习。斯瓦米·库瓦拉亚南达上师(Śrimat Kuvalayānanda)将它介绍给为练习者作为预备半鱼王式的简单练习体式。

技巧：

开始时练习者双腿并拢、伸直，坐在垫子上。然后弯曲其中一条腿，从右腿开始，弯曲并立起右腿将右脚放在左膝的旁边。接下来在没有扭转躯干的情况下将右手放到身后，然后将左臂从右膝外侧绕过并将左手掌放在地面上。与此同时，练习者尽量地把右膝靠向左侧，始终设法将躯干尽力向右扭转。与此同时右膝则要稳定地保持它的位置,提供给相反的手臂一个很好的阻力。最后的一个技巧是,练习者把脸转向右侧,直到下巴与右肩在一个方向,这就完成了脊柱向右完全地扭转。

同样的,练习者也可以先立起左腿,以同样的方法向左侧扭转。图52所示的就是向左侧扭转的视图。

练习脊柱扭转式时,向右和向左侧扭转的时间,加起来不要超过3分钟。

练习和治疗益处:

脊柱扭转式是半鱼王式的简易版本,所以它获得的益处与半鱼王式相同,只是程度稍弱。

狮子式(Siṁhāsana)

名字:

这个体式叫"Siṁhāsana",因为在练习时,练习者模仿狮子的样子,大张开嘴,并将舌头完全伸出。在梵文中"Siṁhā"的意思是狮子。

技巧:

开始时,练习者伸直两腿坐在垫子上。然后弯曲其中一条腿,我们从右腿开始,从右膝处弯曲,并折叠右腿。将右脚插入左侧臀部的下面,以便使练习者可以没有任何不适地坐在自己的右脚跟上。为了达到这个目的,折叠左腿立起膝关节,以手帮助右脚的脚心朝上并放在左臀下,练习者始终只是以右臀坐着。当右脚很好地被放置在左臀下后,练习者从地面抬起右臀,将整个重量放在右脚跟上。此时,可以从身体的

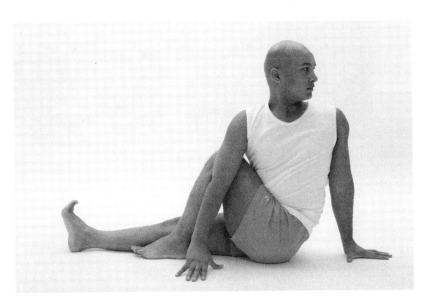

图 52　脊柱扭转式(Vakrāsana) (左侧脊柱扭转)

后面看见朝上的右脚脚心的一部分,脚趾张开,并超出大腿一点。这样放置的脚心和脚趾可参见图53,图中表示的是狮子式的后侧视图。当练习者感到已经稳定地坐在右脚跟上了,便可以弯曲左腿,把左腿从右腿的下方穿过,把左脚放在右臀的下面,使他也能够坐在左脚跟上。左脚的脚趾张开超过右大腿。这时候,练习者会发现他能够平均地坐在双脚的脚跟上。

为了在每个瑜伽体式中都能做到轻松和舒适,接下来,练习者应该把整个身体的重量推向大腿,尤其是放置在地面的双膝上。这个动作使身体的躯干略微前倾,臀部则从后侧提起来。

前臂和上臂的肌肉都保持收紧,肘关节完全地伸展,双手手心朝下放在相应的膝关节上。手指尽量的伸展开,模仿狮子张开的爪子。

脊柱和躯干始终保持垂直,把胸部向外送出,撑牢的双肩通过双臂对双膝产生温和的压力。

然后,开始进行狮子式最重要的部分。练习者张大嘴并且将舌头尽可能地伸出⑯。双眼凝视两眉中间,像在眉心凝视法中那样,或者凝视鼻尖,像在鼻尖凝视法中那样⑰。本书中的图示是眉心凝视。一般来说,虽然不是必需的,但是可以将下巴压向胸部,放置在颈静脉切迹处,形成收颌收束⑱(如图54所示)。

同样的,练习者可以先弯曲左腿,然后,把右腿从左腿下穿过来做这个练习。

在练习狮子式的时候主要通过口腔来呼吸。绝大多数的空气主要通过口腔呼出、呼入,鼻腔则很少被用到。

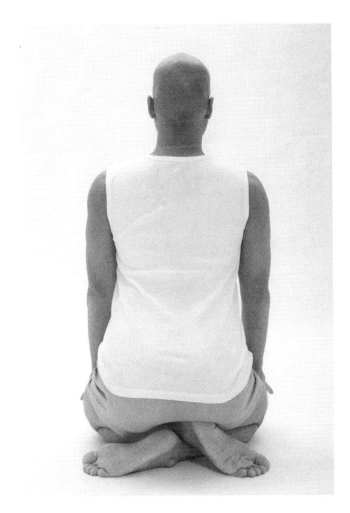

图 53 狮子式(Siṁhāsana) (背视图)

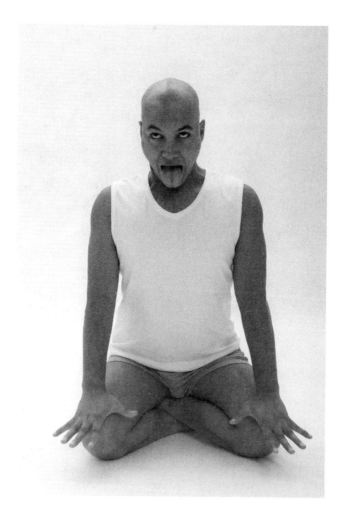

图 54　狮子式(Siṁhāsana) (前视图)

对于那些身体练习者来说，应该把狮子式作为他每天练习程序的结束。最长的练习时间不要超过 3 分钟。

练习的益处：

这个体式单独地练习并没有太多的身体或精神方面的价值。所以说练习保持的时间不需要太长，如上所述最长的时间不超过 3 分钟。但是当它与舌锁式一同练习时，却具有很大的身体和治疗的价值。我们将在下一章的舌锁式中讨论。

须务必记住，狮子式是练习三种般达(收束法)：收腹收束、根基收束和收颌收束非常好的准备练习，虽然它单独的练习没有太多的身体或精神方面的价值。在练习狮子式时，将嘴巴大大地张开，并把舌头伸出，增强了颈部肌肉的弹性，使下巴很容易下压，帮助练习收颌收束。双手压在膝关节上产生压力，将胸部送出，并将脊柱上提结合在一起，使练习者可以很好地控制腹直肌，从而可以为练习收腹收束做准备。同样的，在保持脊柱垂直的同时，轻坐在脚跟上并提起臀部，收缩了骨盆区域的肌肉，帮助练习会阴收束。由此可见，狮子式是练习三种收束法最好的准备练习。

治疗的益处：

治疗的益处与下一章的锁舌式相同。

雷电坐(骨盆式、金刚坐)(Vajrāsana)

这个体式的名字叫"Vajrāsana"，因为它影响了骨盆区域。这个体式对骨盆区域的影响我们将在接下来这个体式的仰卧变式中解释（参阅仰卧雷电式）。"Vajrā"在瑜伽文献中并不是指骨盆，而是指阴茎之所以这个体式被叫作骨盆式，是因为由原来的梵文名字意译而来。但是请注意这个体式不仅对阴茎，而且对整个骨盆区域都有影响。

技巧：

开始时，练习者完全伸直双腿坐在垫子上。然后弯曲其中一条腿，我们从左腿开始，从左膝处弯曲并且折叠左腿，但是不要像前面的体式一样把膝关节放在地上，而是把左小腿立起来，左脚放在左臀前方的地面上，左膝与胸部的左侧相接触。接着，抬起左臀，身体微向右倾，同时以右手置于右大腿旁加以支撑。然后左手抓住左脚，把左腿向左后侧拉，使它充分地伸展，并且脚心朝上。这时候，左膝已经放到了地面上，左脚的脚趾在略微提起的左臀的后面，指向右侧，脚跟则在身体的左侧，不接触身体。这样左脚和左腿好像组成了一个环形的曲线围绕着左臀。用同样的方法放置右腿和右脚，围绕右臀。最后调整一下脚的位置，每侧的脚跟放在相应的髋关节的旁边，脚背压在垫子上，脚心朝上，两侧脚趾之间保持一定的距离，但是向着对侧的方向（如图55所示）。

练习这个体式时，有另外一种放置腿、脚的方法。把脚相反地放在臀腿的旁边，把脚放在臀部的下面，并坐在自己的脚踝上。这时双脚的脚趾不再分开一段距离，而是在尾骨后交叠于彼此（如图56所示）。

将下肢如此放置，双膝尽可能相互靠近使彼此几乎挨在一起。保持脊柱垂直坐着。双手手心朝下放在双膝上，闭上眼睛专注练习，这就是雷电式全部的练习要点（如图57所示）。

这个体式主要用于精神练习，练习的时间限制由精神练习的持续

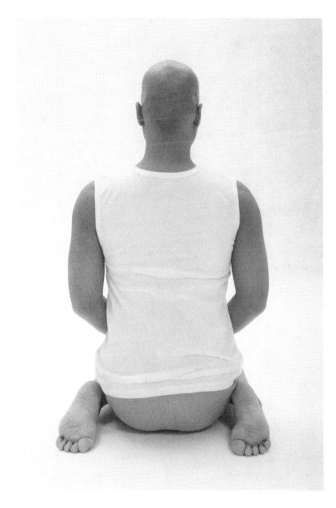

图 55　雷电坐(Vajrāsana)（后视图）

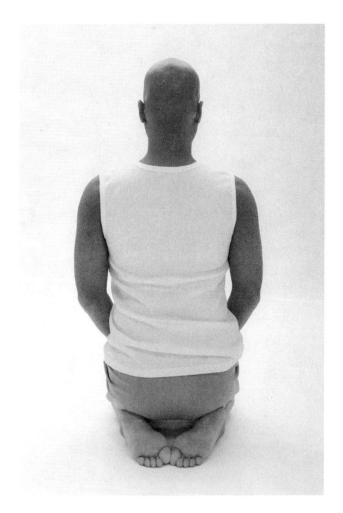

图 56　雷电坐 (Vajrāsana) (变体后视图)

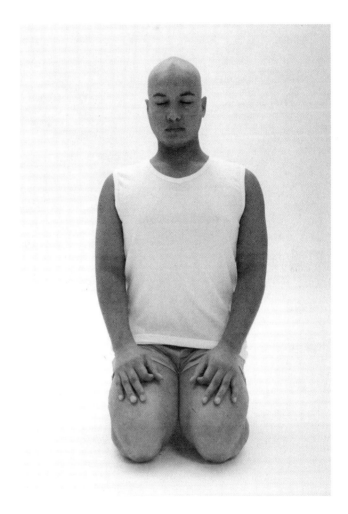

图 57　雷电坐 (Vajrāsana) (正视图)

时间而定。

注释：

雷电式也常作为至善坐的另一个名字。瑜伽文献中梵文"Vajrā"的意思是阴茎，而至善坐时一个脚跟是位于阴茎的根部，因此，我们可以立刻明白为什么至善坐也被叫作"Vajrāsana"。现在这个体式名字的意义已经得到了解释。

注意：

那些关节僵硬不允许随意活动的人，应该谨慎练习这个体式。不要过分用力。首先要锻炼关节习惯于做越来越大程度的屈曲。当关节足够柔韧时，才可以尝试完全的雷电坐。

练习和治疗的益处：

雷电坐是一个很重要的冥想体式，它对身体练习的益处并不是很大。

仰卧雷电式(Supta-Vajrāsana)

名字：

这个体式的名字叫"Supta-Vajrāsana"，因为练习时是仰卧姿势而不是像雷电式时垂直坐着的。在梵文中"Supta"的意思是睡眠。图58所示就是仰卧雷电式。

技巧：

由于仰卧雷电式是雷电坐的一个高级变式，所以练习者以雷电坐的两种坐姿中的一种放置好双腿。做好雷电坐后，设法躺下，使背部着地。这个过程要逐步进行。首先将双手伸向身后放在地上，接着身

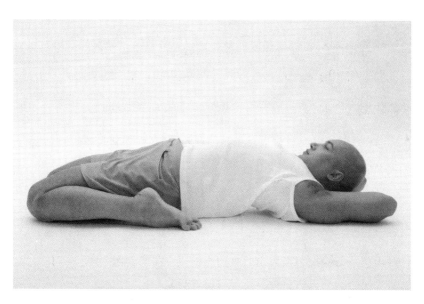

图 58　仰卧雷电式(Supta-Vajrāsana)

体向后靠，将身体重量支撑在双手上。然后把一侧的手臂从地上移开，改用肘部撑地，并将这一侧的身体重量放在肘部。之后用同样的方法，抽出另一侧的手臂，并以肘部支撑。当用两侧的肘部均衡地支撑后，逐渐移动身体向后，使双肩的肩胛骨着地，肩胛骨是上背部最大的扁骨。刚开始练习时，可能练习者后背无法完全与地面接触。随着练习的逐渐深入，后背与地面的曲度会逐渐消失，使整个脊柱尽可能地靠近地面。接下来开始调整手臂，练习者略微抬起头，因为要用自己的大臂和前臂组成一个垫子垫在头下面。将一只手从头下穿过，并抓住相对的肩关节，另一只手也同样安置。两侧的肘关节则放在地上，并微超出头部。保持时闭上双眼，这体现了"Supta"这个词在这个体式名字里的寓意。

由于仰卧雷电式是雷电式的一个高级变式，所以没有完全掌握雷电式时，先不要尝试去练习这个体式。特别要注意，在练习仰卧雷电式时对于踝关节的拉力要大于原来的雷电式。在退出体式时，练习者先用双手撑起身体，从地上拿起双手，最后再松开双腿。任何先松开双腿的尝试都有可能使踝关节受伤！对于一般目的的练习者来说，练习这个体式的最长时间不要超过 3 分钟。

练习的益处：

通过练习这个体式，腹直肌得到了充分的伸展，肠道和腹内的其他脏器也得到了很好的刺激，对骨盆区域器官的影响也大大增强。

治疗的益处：

仰卧雷电式对治疗便秘非常有效。

双腿背部伸展或后侧伸展式(Paśchimatāna)

名字：

这个体式的名字叫"Paśchimatāna"，因为它拉伸了几乎所有身体后侧的肌肉。在梵文中"Paśchima"的意思是后面的，"tān"的意思是伸展，所以"Paśchimatāna"的意思是伸展后侧。在有关的瑜伽文献中，提供了这个体式精神方面的解释：具有激活精神能量的能力，使它沿着脊柱向上流动。所以"Paśchimatāna"也意味着这种能力。

技巧：

练习者双腿并拢伸直，坐在垫子上开始练习，然后，身体微弯向前，以食指钩住双脚的大脚趾。右手食指抓右脚大脚趾，左侧也一样，以手指拉大脚趾，然后完全放松腿后的肌肉，同时完全伸展它们。接着，练习者进一步向前弯曲腰部区域，并且沿着大腿方向伸展躯干，把脸放在双膝上，这使身体从髋关节处完全对折起来。在这个体式中双肩与脚趾之间的距离要小于双手之间的距离。之后，弯曲肘关节处，如果可能的话将其置于两侧的地面上(如图59所示)。注意不要允许双膝弯曲，使双腿伸直是维持整个腰部区域的完全延展的关键。图59给出的是这个体式的侧视图。

几乎对于每一个初练者，他们的腘绳肌(收缩时可以使膝关节弯曲的肌肉，位于大腿的后侧)都不具备完成这个体式的弹性。这导致了练习者向前弯曲大腿时，膝关节会提起来。然而只要通过逐步练习，年轻人和身材匀称的人，都能很快地使他们的腘绳肌变得足够柔软，在双腿

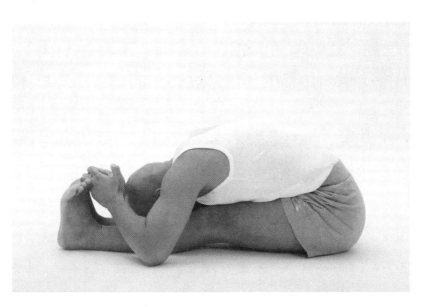

图 59　双腿背部伸展式(Paśchimatāna)(侧面图)

完全伸直时理想地完成这个体式。

　　但是对于那些年龄较大及早衰的人，或者那些由于不同目的而过度练习从而导致肌肉僵硬的人们，他们在前弯躯干时要维持膝关节伸直就会非常困难。他们的脊柱僵硬到甚至很难用自己的手指够到脚趾！但是这绝对不是让这些人灰心的理由。他们应该缓慢而规律地进行这个体式的练习。他们可以不抓双脚的大脚趾，而是抓脚踝，甚至是靠近膝关节更高的地方。在不让身体产生太多的不适感的前提下，使躯干尽可能向前弯曲，但是双膝始终保持伸直。然后逐渐地、一点点地加大弯曲的程度，这样会使肌肉的柔韧性逐渐地增加。练习时一定要小心避免猛烈用力。一段时间的练习之后，脊柱和腘绳肌的弹性会明显提高，能够更好地适应这个体式。当可以用手指钩住脚趾后，整个身体后侧肌肉的伸展会进一步加深，由于柔韧性已经逐渐增加，所以保持体式时不会有任何的不适。耐心和坚定不移将会克服任何的困难。规律和按时进行练习是这个体式练习的关键。这两点可以使每个瑜伽练习者，在最短的时间内完成任何的瑜伽体式。

　　对于那些身体练习者来说，练习这个体式的最长时间不要超过 3 分钟。对于刚开始的练习者，练习完全双腿背部伸展的时间可以从 15 秒钟逐渐增加到 1 分钟。但是对于那些肌肉僵硬的人，开始时只能前弯很小的程度的人，可以重复练习两到三次，加起来总的时间大约 1 分钟。当脊柱变得越来越有弹性后，将三次加在一起连续保持 1 分钟。逐渐增加到三轮，每轮 1 分钟，然后可增加每轮到三分钟的最大量。

　　对于那些依照简短课程习练的练习者，每次保持这个体式 5 秒，并根据自己的能力重复练习几次。

练习的益处：

双腿背部伸展是一项非常好的伸展练习，基本上身体后侧所有的肌肉，特别是双腿后侧的腘绳肌得到了完全的放松和充分的伸展。这个体式对腹部的练习也很重要。腹部前侧的肌肉得到有力收缩，增进了腹部的健康和功能。这个体式还锻炼了腰骶区域，并丰富了血液供给，因此，增强了骨盆区域的神经和腰骶神经的功能。

治疗的益处：

双腿背部伸展建立了强健的腹部，因此，对便秘和消化不良能产生良好的治疗效果。对性功能衰退和反复发作的坐骨神经疼痛也有一定的疗效。

双腿背部伸展的练习量必须适当。保持时间过长，它可能会导致便秘而不是缓解便秘。不论是为了达到身体练习还是精神练习的目的，如果需要保持这个体式相对较长时间，应该在保持体式期间，同时练习收腹收束，并且重复几次。习惯性便秘的人每天练习双腿背部伸展的时间不应超过3分钟。

孔雀式（Mayūrāsana）

名字：

这个体式梵文的名字叫作"Mayūrāsana"，因为它模仿孔雀拖着长长的羽毛尾翼的样子。在梵文中"Mayūra"的意思是孔雀。

技巧：

以双膝跪地开始练习,将前臂到手腕处并拢。双臂的肘关节也尽量彼此靠拢。在练习完全的孔雀式展开时,提供一个稳定的支点来将身体水平撑起。双手手掌和指尖替代了孔雀的足的作用。但是手的位置是相反的,注意手指尖的方向向后(如图 60 所示)。手指如此放置的方式提供了一个非常好的设计来调整整个身体的平衡(如图 61 所示)。

在刚才准备好的支点上,将身体完全地伸展为一条直线与地面平行。双肘放在腹部肚脐的下面。前臂不要与地面完全垂直,而是让它略向前倾。抬起头并且将下巴向外伸出,这是为了和沉重的双腿保持平衡,整个身体就像平衡于一个支点上笔直的棍棒一样。

刚开始的练习者,在保持体式时要尽可能长时间地屏息。这个练习需要很多肌肉的能量,尤其是对于初练者;而在控制呼吸时,则可获得所需要的能量。但对于高级的练习者,他们的肌肉已经习惯了这种工作,需要的能量就少了。所以,他们可以在保持体式时维持自然的呼吸。

孔雀式可以在练习完瑜伽的一种肠道清洁法(Basti)后,用于排除滞留在结肠中少量的水。基于这个目的,练习时的技巧要稍做改变,双腿不再是并拢与地面平行的,应该是分开的,像是孔雀开屏那样展向上。

这样的改变是生理上需要的。因为在保持双腿与地面平行时,需要完全收缩肛门括约肌。当单独的练习孔雀式的时候,这是很理想的,因为收缩括约肌可以提高腹内的压力,这也是练习孔雀式的益处之一。但是当在冲洗结肠之后练习这个体式,练习的目的是排除大肠中滞留的水。这就要求肛门括约肌处于放松的状态。为了使括约肌放松,双腿必须分开。注意在这个时候臀部的肌肉仍然是保持收紧状态的。如果肛门

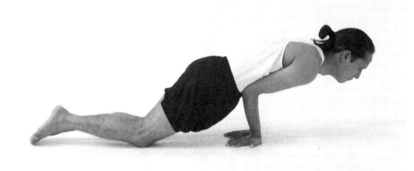

图 60 孔雀式(Mayūrāsana)准备姿势

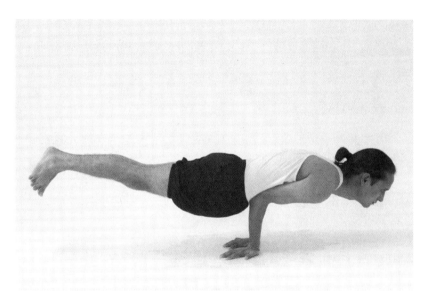

图 61　孔雀式(Mayūrāsana)

括约肌处于完全放松的状态，臀部肌肉的收缩并不会阻止滞留的液体排出。收缩部分臀部的肌肉并同时放松肛门括约肌,这需要练习对肌肉的控制。在传统的瑜伽学校中,学生们如果没有掌握这个基本技巧,是不允许练习肠道清洁法(Basti)的。

练习的益处：

孔雀式阻碍了部分腹主动脉的血流，这样就为消化器官提供了丰富的供血,使它们更加健康。另外在练习时,孔雀式通过增加腹内的压力,进一步调整、改善了这些器官的功能。

治疗的益处：

孔雀式对于腹部器官的下垂和消化不良有一定的疗效，但是对严重消化不良的帮助不大，这是因为患有严重消化不良的人身体变得非常虚弱,根本没有能力完成这个体式。

挺尸式(Śavāsana)

名字：

这个体式的梵文名字叫作"Śavāsana",因为在练习时要求练习者要像死了的人那样完全放松全身的肌肉。在练习中习练者要模仿死者的姿态。在梵文中"Śavā"的意思是死尸。

技巧：

练习挺尸式的技巧很容易理解,但是在练习时是比较难掌握的。方法如下:练习者仰卧在垫子上(如图62所示),完全放松全身肌肉。在这里要注意，我们身体的肌肉即使在躺下休息时也保持在略微收缩的状

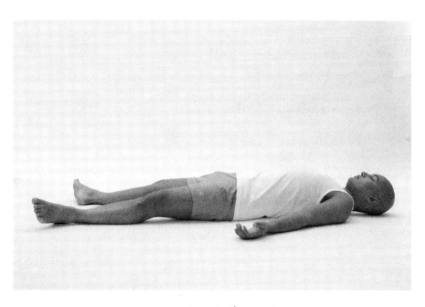

图 62 挺尸式(Śavāsana)

态,即便是这种微弱的收缩也应该在挺尸式的练习中避免。这需要一些努力和专注来完成练习。练习者需要将身体某部分的肌肉完全放松,将意识集中在身体的这部分,想象着那里的每一块肌肉组织更进一步放松,就像是坍塌的感觉。不断地进行这种练习将使练习者有能力使不同的肌肉获得完全的放松。

通常,首先放松喉咙,接下来是腹部,之后放松下肢和上肢,最后放松大脑。但是这个放松的顺序不是必需遵守的。每个习练者可以有自己的选择。很多人发现,从放松四肢开始更容易一些,接下来在放松躯干和大脑。在练习时,需要闭上双眼。对于那些专注力非常强的人,甚至可以睁开双眼来练习,但是这确实是非常有难度的工作。

练习者在设法放松身体的不同部分时,还可以进一步尝试放松与这个部位相连接的地方,这样经过不断的练习,最终可以同时放松全身的所有部位。完全放松整个身体是练习挺尸式的最终目的。

当练习者已经可以成功地放松全身的各个组织后,应该继续关注已经放松的组织。这样就完成了挺尸式的第一部分的技巧。

在第二部分的练习中,练习者要在保持全身进行放松的同时,专注于规律的呼吸上。挺尸式练习的目的是使呼吸的流动达到规律的节奏,这种节奏可以通过以下的步骤逐渐建立起来。

第一阶段:在这个阶段中,练习者主要是观察自己的吸气和呼气。不要有任何的尝试去控制呼吸的流量或是时间的长度。让呼吸完全地按照它自己的方式进行。这种观察呼吸的练习进展是比较缓慢的,刚开始练习2~3分钟就可以了,然后逐渐增加到10分钟。这个阶段和第二个阶段的练习中,人的心智总有偏离的趋势。这种现象不仅要被阻止,而且应该完全被克服。全心全意、不屈不挠的长期练习是唯一引导专注成功的方式。

第二阶段:经过大约两周左右的练习,练习者会发现通常的呼吸是不规律的。不仅吸气和呼气是不相等的,每一轮的呼吸也都是不完全均匀的。这种不均匀、不规律的呼吸通常反映出身体健康不佳,需要进行改善。所以需要让吸气和呼气占用同样长的时间。练习时可以让时间长的变得短一些,时间短的变得长一些。但是不要做任何的努力来增加每次呼吸的量。这个阶段的主要目的就是达到规律的呼吸。第二个阶段的练习需要每天进行 15 分钟左右。在开始练习的阶段可能会有一些气闷的感觉,但是很快就会消失。

第三阶段:经过大约一个多月左右的练习,练习者在规律地呼吸时会感到很舒适。现在他应该通过有比例地略微增加深呼吸来增加吸气和呼气的量。练习时始终要保持像前面一样缓慢而平滑的呼吸,不能有任何的暴力,仅仅是略微加深了呼吸,在练习过程中意识始终专注在气流的运动上。

要想达到有规律的呼吸,并不像在第一阶段看起来那么容易。其中最难的一点是意识的集中。然而只要有耐心、肯坚持,就一定能够获得成功。但是注意不能匆忙地经过每一个阶段。如果没有很好地掌握第一个阶段的练习,就不能开始练习第二个阶段。对于第三个阶段也是同样的道理。

规律的呼吸应该通过很谨慎、小心的练习来逐渐地达成。最起码在刚开始时,这种练习会带来一定的心理压力。但是在理想的情况下是不应该有任何压力的,会感觉非常舒适、愉快。对于神经衰弱的病人,练习的时间不要超过 10 分钟,对于身体健康的人则可以根据自身的情况增加练习的时间。这个练习可以在一天中重复两到三次。

对于身体练习者来说,可以只练习挺尸式的第一个部分来放松肌肉。练习规律的呼吸对他来说并不是必需的,虽然挺尸式第二部分的练习对改善神经很有价值。对于精神练习者来说,挺尸式第二部分的练习是基本和并且重要的。这为他在体式后所要进行的呼吸控制法的练习做了很好的准备。

正确的练习挺尸式时,神经会感到平和、安静,往往有入睡的倾向。但在练习时,这种倾向尽可能被阻止,尤其是精神练习者在集中心智时不要养成进入睡眠的习惯。

练习的益处:

·由于得到了充分的放松,肌肉的工作效率大大提高。

·全身静脉血的循环得到改善,因此疲乏得以缓解。

·整个神经系统得到增强,很大程度上提升了精神能量。

治疗的益处:

·挺尸式对于降低高血压很有帮助。

·挺尸式能有效地克服神经衰弱。

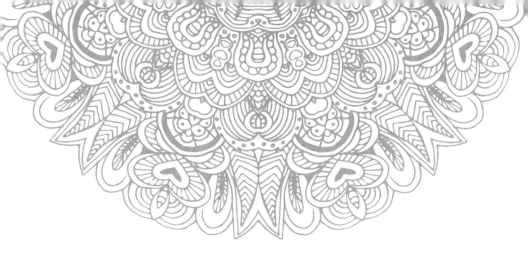

第五章

四种附加的练习

瑜伽身印式（Yoga-Mudrā）

名字：

"Yoga- Mudrā"这个复合词由两部分组成："Yoga"和"Mudrā",很可能在这里"Mudrā"是象征的意思；这个练习的名字叫"Yoga- Mudrā"是因为它对唤醒昆达里尼能量是有益的。

技巧：

练习的第一步是准备双腿相盘。盘腿的相关细节已经在前面鱼式中详细地描述了。图 35 所示是在练习这个体式中所需的变化。在这里注意要将两脚的脚跟分别压在与它们接触的腹部相应的位置(如图 63 所示)。右脚的脚跟的位置稍高一些,以便使它可以加压在骨盆环上(骨盆是由骶骨、尾骨、髋骨连接而成的坚硬的骨环结构——译者注),左脚的脚跟压在盲肠的位置。当双腿盘好以后,双手在背后相握。右手从手腕处抓住左手(如图 64 所示)。接下来练习者将自己的身体向前弯曲,尽量将身体压向双脚的脚跟上并使前额与地面接触。图 64 所示的是最终体式。

练习时注意不要对脊柱施加猛力。很多人会发现要达到完全的弯曲很困难,但在尽可能向前弯身体时保持动作的平滑和舒适。即使是很小的弯曲也应该保持一段时间, 这样不断地练习才可以使练习者更进

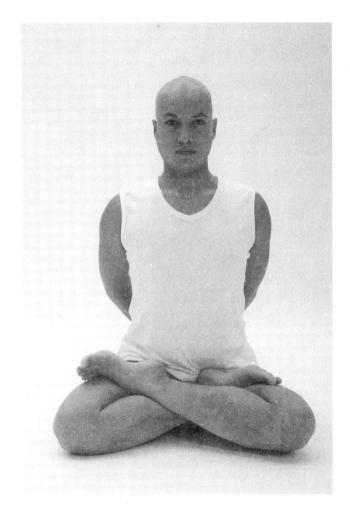

图 63　瑜伽身印式(Yoga—Mudrā)准备姿势

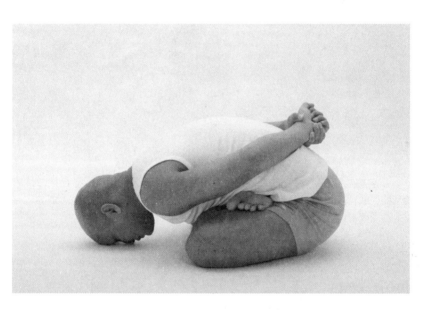

图 64　瑜伽身印式(Yoga-Mudrā)

一步提升弯曲程度。经过一段时间的练习,将会很容易完成最终体式。

当瑜伽身印式被作为复位练习[19]时,练习的技巧需要有一点改变。这时候双手不是在背后相握,而是放在双脚的脚跟上,双手抓住脚心,这在腹部前方组成了一种球状结构,腹部的最下方已经和它接触。当练习者开始弯曲身体时,接触的部位受到了挤压。当进一步前弯时,腹部的上部分也被双手凸起的表面逐次挤压。这种稳定向上的压力维持在腹部,可以使脱垂的内脏被推回到原来的位置。

在练习这些变式时始终保持自然的呼吸,向前弯曲时呼气是很有帮助的,尤其是练习第二个变式时。

瑜伽身印式作为骨盆练习或者使腹部器官复位的练习时,保持的时间应该仅仅几秒钟,5 秒最多 10 秒钟。最好每组练习重复练习三到五次。在瑜伽简短课程的练习中,重复五次就足够了。

瑜伽身印式作为身体方面的训练时,需要保持 3 分钟的时间。对于精神练习者来说需要更充分的时间来做这个练习。

练习的益处:

瑜伽身印式能构建强壮的腹壁,帮助腹部器官保持在适当的位置,它普遍地增强了整个神经系统,特别加强了腰骶神经。精神练习者延长练习时间可以帮助唤醒昆达里尼能量。

治疗的益处:

盲肠和骨盆的问题往往导致严重的便秘,在练习瑜伽身印式时左脚的脚跟压在盲肠的位置上,右脚的脚跟压在骨盆上。当这种压力被缓慢的、稳定的,并且重复运用于练习中,就可以很好地增进这个区域的功能,并缓解便秘。瑜伽身印式可以缓解便秘,还因为它可以使腹内器官复位。

瑜伽身印式还有助于克服性功能衰弱。

舌锁式(Jihvā-Bandha)

练习这个收束法(Bandha)时,紧紧地将舌头的上表面压向由硬腭和软腭组成的口腔上壁,舌头的边缘则调整符合于上颌牙列环形的内侧。坚韧的纤维组织组成的舌头中线部位可以比旁边的肌肉产生更有效的向上压力。收紧的舌头盖满了整个的硬腭,以及尽可能多的软腭,两侧的舌边缘则尽可能靠近上牙齿的边缘部分直到最靠后的牙齿的边缘。除了贴向上腭的部分舌头,其他延伸入喉咙部分的舌头则可体验到一股由贴在上腭部分的舌头所产生的向上提拉的力量。在梵文中"Jihvā"的意思是舌头,"Bandha"的意思是锁固。图65所示的是在练习中所采用的舌头位置。

舌锁式可以单独地练习,也可以和本章的下一个倒箭式练习的一部分结合起来练习。这两种情况都要求闭上嘴练习。而当这个练习作为"舌锁契合法"(Khecharî Mudrā 舌顶上鄂契合法)的预备练习时,要求张开嘴来练习。这个契合法的显著特征是将舌头提起并放在软腭的后面。而这个运动会受到舌系带的限制,它会拉着舌头向下(如图65所示)。舌系带切断之后就可以在舌锁式练习时做到传统的"舌锁契合法"中舌的位置。

舌锁式与狮式契合法(参见狮式)轮流练习有很大的益处。在这两者结合练习时,舌头的运动应该是迅速的,但是舌头的扣紧和伸出动作仍应该充分地去完成。

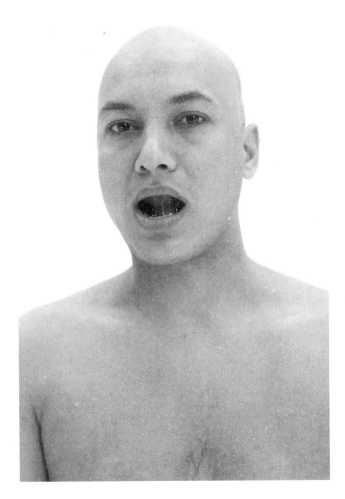

图 65　舌锁式 (Jihvā–Bandha)

当舌锁式与狮式契合法轮流练习时,要求张开嘴来进行练习。

对于身体练习者来说,舌锁式和狮式契合法轮流练习时,可以单独地不结合任何体式,甚至也不需要在坐姿的狮子式下,只需要完成舌部的运动练习。

注意:现在所提到的关于舌锁式的治疗和练习的益处,在与狮子契合法轮流练习时获益颇丰。

练习的益处:

·颈部的肌肉得到了锻炼,并且增进了这个区域的血液循环。

·使颈部神经和神经中枢保持健康。

·锻炼了喉部和咽部,增进了它们的健康。

·增进了甲状腺的健康。

·提高了听觉器官的效率。

·增强了唾液分泌腺的功能。

治疗的益处:

·有效地缓解咽部的充血。

·对于某些类型的扁桃体炎有很好的疗效。

·对于由于耳鼓肥厚造成的耳聋有很好的疗效。

倒箭式(Vipariîta Karaṅiî)

名字:

这个体式的名字叫"Vipariîta Karaṅiî",因为练习时练习者的整个身体被倒转或上下颠倒过来。在梵文中"Vipariîta"的意思是倒转、颠倒,

"Karaṅiî"的意思是行动。在有关的瑜伽文献中对于这个练习的解释,我们还不能确切地用现代的解剖和生理学给出很好的解释。如果能够做到这一点,我们或许可以为这个练习的名字做出更好的诠释。

技巧:

练习者以仰卧开始练习,全身肌肉完全放松(如图 30 所示)。然后从髋关节处慢慢地升起双腿,直到与地面成 30 度角。在这里双腿稳定地保持几秒钟,然后再升起 30 度(到 60 度),继续保持几秒钟后,再次升起双腿到双腿与地面垂直,在这里保持几秒钟[20]。

到目前为止,练习者的双臂和双肘始终处于被动状态。在接下来的动作中则要积极运用到双臂和肘部了。双腿在垂直的位置保持了几秒钟之后,练习者向上提起臀部并卷曲躯干,保持之前双腿垂直的位置。这样身体重量通过仍然伸展在地面上收紧双臂的支撑被提升起来。在这里躯干并不像在肩倒立式中与地面是垂直的,而是简单地向上形成一个曲线。接着从双肘处弯曲前臂,用双手从坐骨处支撑卷曲的身体(如图 67 所示)。头的后侧、颈部、两侧肩胛骨和上臂都靠在地面上(如图 66 所示),图 66 是倒箭式的侧视图。胸部不用像肩倒立式中那样压向下巴,保持离开下巴的状态。双眼可以闭上,关注在身体的某一特别部位,或者睁开双眼凝视脚趾。然后练习者同时练习上面讲解的舌锁式,这样就完成了倒箭式。图 66 所示的是从练习者右侧拍的视图,图 67 所示的是同一个动作的后视图。

根据瑜伽的文献记载,这个练习刚开始练习的第一天保持 24 秒,然后每天增加几秒钟。曾宣称过的最长练习时间是 3 个小时。对于那些

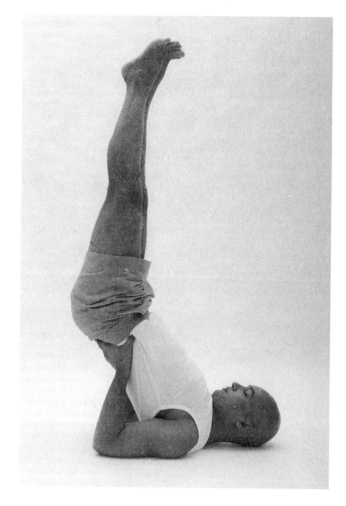

图 66　倒箭式(Vipariîta Karańiî) (侧视图)

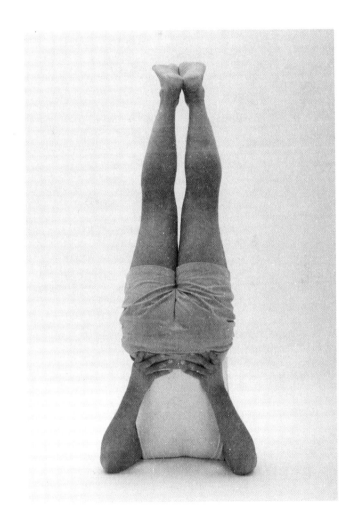

图 67　倒箭式(Vipariíta Karaṇíi) (背部图)

身体健康的高级练习者,我们推荐单独最长练习时间是 24 分钟。但是如果这个练习与其他的练习一起练习时，最长的时间最好不要超过 6 分钟。

注意：倒箭式和肩倒立技术上不同之处,应予以关注,并在练习中去观察。

练习和治疗的益处：

在哈他瑜伽中，身体颠倒的姿势被认为是有能力发展至高生命力最重要的练习。它们被认为可以在六个月内对一个衰老的身体产生杰出的回春效果。我们没有打算在这里以任何方法来检验这个声明。但是有一点是确定的,这个练习结合了头倒立和肩倒立的所有的益处,虽然程度不高,但是也足以对身体内的活力产生很大的影响。所有对于肩倒立的注意事项也适用于这个练习。

瑙利（Nauli 腹部滚动法）

瑙利(Nauli)是针对腹部的练习。它的基本特征是分离并且控制、旋转腹直肌。通常是站立练习,但是在瑜伽肠道清洁法(Yoga—Basti)冲洗结肠时,则要求蹲着练习。

瑙利的练习是通过收腹收束进行准备的。事实上,瑙利等于在收腹收束的基础上加上分离和控制、旋转腹直肌。这也就意味着,要练习瑙利的学生必须掌握收腹收束的全部技巧:在保持收腹收束的基础上,分离腹直肌,并且控制它们从右到左,从左到右地、顺时针或逆时针地旋转。

为了进行收腹收束练习,就像我们早已知道的,练习者必须固定颈部和双肩,然后再尽最大可能地呼气之后模拟吸气,同时必须完全放松组成前腹壁的所有肌肉。这是在练习瑙利时的准备姿势。

在保持收腹收束的基础上,练习者重复地向前、向下推动位于腹部耻骨上面的那个点,这个点就是两条腹直肌的起始点。推力使这些肌肉收缩,而前腹壁其他的肌肉仍然保持放松状态。要想体会这种推动作用,可以想象一下严重便秘的人用力排便时的感觉,两者的区别在于,严重便秘的人推动产生的压力是向下的,而在这里推动产生的则是向前和向下的压力。而且对于便秘的人来说,所有的腹部肌肉都参与了运动,而在练习瑙利时,只有与耻骨相连的肌肉参与了运动。重复地将耻骨上面的那个点推出来,将会把腹直肌与周围相连的肌肉分离开,因为这些肌肉仍然保持放松的状态,而腹直肌是收紧的。在任何情况下要分离肌肉,分离出来的肌肉都是收缩的,而与之相邻的肌肉则处于放松、不活跃的状态。

一旦这两块腹直肌从起始点被分离出来,它们就会自动完成向上分离到与肋骨相连的终止点。当这个分离过程完成时,两条腹直肌将并排而垂直地突出于腹部(如图68所示)。这就叫作"Nauli-Madhyāmā"或者叫作"中间位置的瑙利"。

在练习的时候,很多人都很难把正确的那个点推出来,他们往往是把整个的腹部都推了出来,包括腹直肌和其他前腹壁的肌肉,没有肌肉是处于收缩状态的。应当努力去学习避免这种错误。整个注意力关注于耻骨上面的那一个点。一旦练习者发现他推出来的位置不对,就应该放弃然后重新尝试。不断耐心练习将会获得成功。

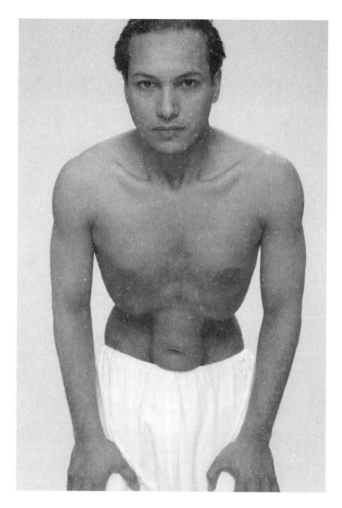

图 68　瑙利法 (Nauli-Madhyāmā) (居中位置)

中间位置的瑙利仅仅是瑙利练习的第一个部分。但是练习者不要匆匆地就进行下一个阶段的练习，除非已经完全掌握了这部分全部的技巧。以下的要求可以测试出是否已经完全掌握了中间位置的瑙利。(1)肌肉必须完全分离。腹直肌显著地突出来，而腹部其他的肌肉相对陷于肋骨之下。(2)分离必须容易。这就是说腹直肌的突出应该不需要很大的努力，在一次呼气中腹直肌可以很熟练地突出、缩回好几次。(3)分离必须是无痛的。有一些消瘦的人在年轻的时候很好锻炼过腹部肌肉，可以完成前面两步中间位置的瑙利。但是由于部分的肠功能失调，在练习时会感到疼痛，这样的人应该停止练习瑙利，直到他们以其他方法摆脱了疼痛。

我们特别强调练习者完全掌握中间位置的瑙利的重要性，主要是因为它决定了瑙利练习的效果。不仅如此，在练习肠道清洁法(Basti)和性能量运行契合法(Vajrolii)时的效果也直接与中间位置瑙利的练习直接相关。

接下来，在练习瑙利时，要轮流地收缩和分离左侧的和右侧的腹直肌，让左侧或者右侧的腹直肌分离，而其他的肌肉处于放松的状态。当右侧的腹直肌收缩并且滚动到最右侧，这叫作右侧瑙利(Dākshiîna Nauli)。而当左侧的腹直肌收缩并且滚动到最左侧，这叫作左侧瑙利(Vāma Nauli)(如图69和70分别所示)[20]。

现在我们进一步来看这是如何完成的。当保持中间位置的瑙利时，练习者身体两侧是均衡地前倾向大腿上方。现在如果想练习右侧瑙利(Dākshiîna Nauli)，则要将身体向前弯曲但是更靠近右手这一侧，左侧

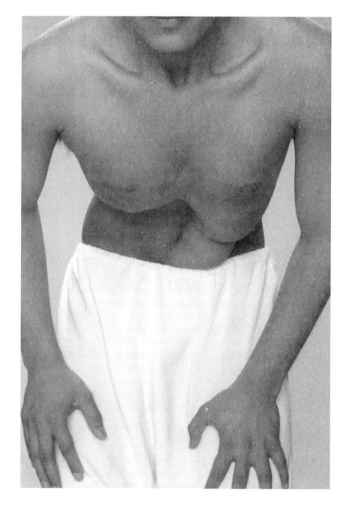

图69　瑙利法(Dākshiîna)(居右位置)

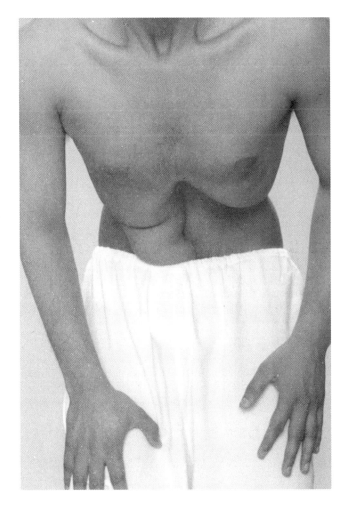

图 70　瑙利法(Vāma Nauli)（居左位置）

身体则相对直立一些，这样使整个躯干偏向右侧弯，这种侧弯使右侧腹直肌收缩更紧，并且把它推向了腹部右侧。同时左侧身体的拉直使左侧腹直肌放松，这种放松状态是有意识努力的结果。

如果练习者想练习左侧瑙利(Vāma Nauli)，在达到中间位置的瑙利后，把身体侧向左侧弯曲，这时右侧的身体站的直一些。努力放松右侧腹直肌。这样就可以成功的保证左侧的腹直肌收缩，并且滚动到腹部的左侧。

当练习者已经完全地掌握了瑙利的这三个阶段后，就可以准备最后的练习了。这个过程是没有中断的顺时针或者逆时针滚动数次。这种控制下的滚动就是严格意义上所说的瑙利。

练习时，这种运动要依靠两侧的腹直肌很好地协同工作。两块腹直肌保持着腹部竖直的波纹，快速地从右侧到左侧或者从左侧到右侧，速度之快，甚至连专家的眼睛都很难看得清从哪个点到哪个点。接下来让我们看看这是如何做到的。

从中间位置的瑙利开始，左侧的腹直肌向最左边滚动，而右侧的腹直肌保持放松。当左侧腹直肌滚动到最左边，让它在那里放松。与此同时，右侧的腹直肌从腹部的最右边突出来。从那里滚动到腹部中间，在那里它就开始消失了，这时从那个位置完全地收缩左侧的腹直肌，让它从中间滚动到最左侧，这样就完成了一轮完整的瑙利。一次呼气时可以完成几次这样的运动。这样在一次呼气所完成的腹直肌的运动组合，我们称之为一轮旋转。

同样的滚动波纹也可以从左侧到右侧。

身体健康的人每天能够练习瑙利的最大限度是七轮。对于身体特别强壮的人,可以增加到每天练习二十一轮。

瑙利必须严格在空腹时练习。

禁忌:

1.健康水平在平均水平之下的人群,除非在专家的建议之下,否则不应该尝试这项练习。

2.被怀疑患有腹部结核病的人不要尝试这项练习。

3.患有慢性阑尾炎的人,除非在专家的建议下,否则不要进行这项练习。

4.患有高血压的人不要尝试这项练习。

5.青春期以前的男孩和女孩不要练习瑙利。

练习益处:

这是一项对于保持和改善腹部器官功能极好的练习。

治疗的益处:

1.能够很好地治疗消化不良和便秘。

2.可以改善肝脏、脾脏、胰腺和肾脏的功能。

3.可以治疗卵巢功能不全。

4.在特别的情况下可以缓解痛经。

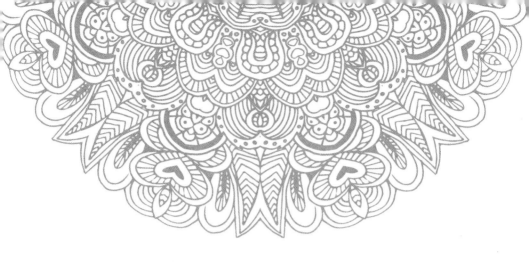

第六章

瑜伽体式的科学研究

在第二章中我们提到了,体式练习是瑜伽练习中的第三部分。体式分为两大类:冥想体式和练习体式。练习体式的目的是建立人体内各系统之间生理上的平衡,使人体发挥良好的组织活力。体式尤其锻炼了脊柱部分,通过对于脊柱本身和身体其他部分锻炼来进一步增进脊髓和大脑的动能,使这两者可以持续与昆达里尼精神能量产生相互作用。一些高级瑜伽练习同样也可以唤醒昆达里尼精神能量。练习的体式(cultural āsana)包括了在最终的体式之前身体的运动过程,以及达到最终体式时身体各部位的保持位置,因此这种方式使冥想变得困难。头倒立、肩倒立和犁式还有其他列在第四章的体式都归类于练习体式中。冥想体式的目标是给调息(Prāṇyāma)、制感(Pratyāhāara)和内省(Dhāraṇā)等的练习提供舒适而稳定的坐姿,并和其他瑜伽练习以分工合作的方式帮助瑜伽练习者唤醒昆达里尼精神能量。通过练习,习练者将有能力在舒适的状态下保持数小时各种不同的冥想体式。冥想体式的练习摒弃了身体不必要的运动,以冥想的基础体式为蓝本,我们还介绍给大家一些这些体式的变化形式,使它们更有利于完成冥想的目的。在第三章我们已经学了四个冥想的体式——莲花坐、至善坐、平衡坐和吉祥坐。在这一章我们希望通过对这本书中对所介绍的这两类体式的研究②,来简洁地进行以下观点的阐释：是否有科学依据来证明在前面的章节中所提到的每种体式所能带来的效果？我们将首先从练习的体式开始。

在前一段里我们列出了通过练习体式能产生的效果——

1.把最好的组织的活力输送到全身。

2.训练脊髓和大脑与昆达里尼精神能量相互作用。

让我们进一步来检验第一条。在第一章我们了解到,人体所有的器官都由各种组织所组成。如果这些组织能保持完美的健康状态,人体就有能力展示出最好的组织活力。因此当我们学习了解了保持不同组织的健康所必需的条件后，我们所介绍的练习体式是有能力提供给身体这些必要条件的,那么我们就可以做出结论:这些体式的确可以产生最好的组织的活力。现在就让我们简短地学习这些确保组织健康的必要条件。

根据人体生理学，有三个必要的条件在确保组织的健康时被认为是最重要的,它们是:(1)持续不断地提供给适当的营养物质和内分泌腺体分泌正常量的内分泌物质。(2)有效地清除废物。(3)具有健康的神经链接及传递功能。组织所需的营养元素由蛋白质、脂肪、糖、盐和氧所组成,它们由血液输送给身体的各组织。前四个营养元素来自于人们所吃进的食物和所喝的水；它们的供应不仅依靠人们摄入的食物和水的质和量,而且还与他们的消化系统的消化和吸收功能有关。因此,如果供给组织适合的蛋白质、脂肪、糖、盐,我们会发现消化系统和循环系统必定保持在有效的工作状态。因此,让我们首先来检验体式是否可以很好地保持这两个系统处于有效的工作状态。

让我们首先来关注消化系统。我们知道负责消化的主要器官是胃、小肠、胰腺和肝脏。它们都位于底部由盆腔支撑,周围则由强壮的肌肉提供支持的腹腔内。我们的人体已被神奇地自然设置好了每天 24 小时不间断地、自动而温和地对这些器官进行按摩,提供了充分的条件来维持消化器官的健康。要理解这些按摩是怎么发生的,我们需要来观察一下一个人在正常呼吸中腹部的运动。每一次呼气时,腹部前侧的肌肉收缩并推动所有的腹部内脏,包括消化器官向内向上,它们得到了很温和地不断按摩。吸气时横膈膜则沉向下,挤压腹部脏器向外向下。在这个运动的同时放松了腹部肌肉,并再一次给予它们同样的按摩。以此方式,消化器官被腹部肌肉自动且温和地给予每分钟 14~18 次的按摩。这种自然的按摩方式提供给我们非常重要的条件来保持消化器官的健康。那么很显然只有强壮而富有弹性的腹部肌肉才可以有效地提供这样的工作。如果这些肌肉很虚弱,它们则不可能很有效地去完成这个功能,继而将会导致消化不良的后果。长期患有消化不良的人们,我们发现他们的腹部肌肉不是太僵硬就是太羸弱。因此若要确保消化功能的完好,就要保持腹部肌肉良好的强度和弹性。那么瑜伽的体式是否能提供保持腹部肌肉的这种强度和弹性的作用呢? 是的,它们当然可以。瑜伽的体式不仅能保持腹部肌肉的强壮和弹性来确保对消化器官有效地自动按摩,而且它们还可以产生一种额外的力量和活力,给予腹部器官一种非常有效的内在按摩,这种内在按摩的方式在其他的健康练习体系中很少被触及,我们将在后面的内容中进一步介绍这种按摩方式。

肌肉可以在伸展和收缩的专门练习中保持它们的力量和弹性,这已是一个被科学所验证的事实。眼镜蛇式、蝗虫式、弓式是很好的拉伸腹部前侧肌肉的练习,同时它们也起到对背部肌肉收缩的作用。瑜伽身印式、双腿背部伸展式和犁式则需要腹部前侧的肌肉有力地收缩从而使背的肌肉同时得到很健康地拉伸。这六个体式完成了对腹部前侧和后背肌肉的练习。脊柱扭转式和半鱼王式的练习则运用于对腹部侧面的肌肉练习。蝗虫式还非常有力地锻炼了横膈膜。因此,显而易见瑜伽体式的确可以很有效地锻炼到所有腹部的肌肉,使它们有能力去有效地完成对内脏的自动按摩功能。

当我们将收腹收束和瑙利(腹部滚动)也加入练习的范围内时,将会明白瑜伽练习的真正动人之处。收腹收束给予腹部器官垂直按摩,我们自己都可以看到腹部器官在腹部肌肉的后面被拉起向上然后放松向下恢复到原位,使它们获得了一种垂直方式的按摩。瑙利则提供了侧向的对腹部器官的按摩。两条收缩的腹直肌在每分钟内若干次交换收缩,产生从腹部的一侧到另一侧的快速收缩和放松,它提供了对所有位于后侧的内脏的有效的按摩,它能产生令人叹为观止的神奇效果。我们坚信,为了健康而练习各种不同体系的练习者,当他们学习了收腹收束和瑙利后都将会公正地承认我们的结论:在其他的健康练习体系里没有与之匹敌的相应练习,瑜伽的先知们确实已为我们找到了对腹部肌肉最好的练习方法。腹部肌肉的力量不仅仅只是应用于对内脏的自动按摩,而且在保持腹部器官在它们正常的位置上也起到了非常重要的作用。这些内脏器官有些是以松懈的方式悬于腹腔内,还有的则是无力地依靠在腹部后壁上。因此它们需要一种非常强壮的前侧的支撑,否则它们将会逐渐移位向下,从而导致各种功能失调的现象,尤其是消化不良产生。这种所需要的前侧支撑由前侧腹部肌肉所提供,支撑力的程度则和这些肌肉的强健程度是相称的。通过保持腹部前侧肌肉的强度和弹性,瑜伽体式不仅给予腹部器官自动的按摩,而且它们还能保持腹部内脏处于它们各自适当的位置上,因此确保了消化和吸收功能的正常进行,从而把各个组织需要的蛋白质、脂肪、盐和糖及时地供应到全身。

另一个极为重要的与提供养分给各组织的有关的系统是循环系统,血液循环经过全身将携带的营养物质输送到不同的组织中。循环系统由负责血液循环的器官组成,它们是:心脏、动脉、静脉和毛细血管。现在让我们来检验一下瑜伽体式对循环系统的帮助。

对血液循环来说最重要的器官是心脏,由于它的收缩和舒张从而使血液能输送到全身。心脏是由非常强健的肌肉所构成的,瑜伽的练习方法能够使心肌更加健康。收腹收束和瑙利能将横膈膜提到很高的位置,这样从下侧给永远工作着的心脏一个很好的按摩。另一个提高肌肉健康水平的方法是轮流地对它施以升高和降低的压力。心脏位于胸腔内,因此胸腔内的任何升压和降压的过程都会影响到心脏。练习收腹收束和瑙利时,心脏就会受到交替的升降压的影响,因此创造了更多的机会去构建更加健康的心肌;在眼镜蛇式、蝗虫式和弓式的练习中也交替地对心脏施加一定的压力,同样的作用也发生在肩倒立的第一阶段、倒箭式和犁式中。这种由不同的体式练习所完成的交替的升降压的过程促进了心脏的健康,并因此有效地增强了循环系统的功能。

从所有的器官中负责输送出血液的静脉结构是很弱的,它们必须收集几乎全身的血液,并要抵抗重力再次把它们输送回心脏中去。这项非常吃力的任务带给本来就不怎么强壮的静脉组织很大压力，因此常会导致静脉曲张的问题。所以，比起循环系统其他的部分，这些静脉格外地需要在外力的帮助下来维持它们的健康。瑜伽先知们已经找到了非常简单的方法来帮助维持这些静脉的健康。他们发明了头倒立、肩倒立和倒箭式等这些体式，由于它们是人体颠倒的姿势，静脉可以毫不费力地完成输送血液回到心脏的工作。静脉非常充分地从经过它们的血流带来的压力中得到释放。结果当然是令人欣喜的，这些体式使静脉得到短时间的彻底放松，对于维持静脉的健康水平卓有成效，甚至可以达到恢复受损静脉健康的作用。如果静脉曲张的患者坚持每天练习几分钟这些体式，他们的症状将会得到相当程度的缓解。以这样的方式，静脉结构在外力的帮助下获得了更高水平的健康，通过压力变化的按摩也促进了心脏的健康，这样良性的循环也将促进整个循环系统充分地发挥它的功能，将蛋白质、脂肪、盐和糖等营养物质有效地输送到人体各部位所有组织中。

第五种养分是氧气。和其他四种营养成分一样，氧气也是由循环系统携带并输送到全身各组织中的。我们已经了解到了有些体式练习可以维持循环系统的健康，我们也很确信，如果血液能够携带足够必要量的氧气并将之输送到全身的组织，满足人体的健康需求也并不是什么困难的事。消化系统从循环系统吸收蛋白质、脂肪和糖、盐，而氧气则是从呼吸系统获得的。因此我们来看看体式是否可以使呼吸系统维持在一种有效的工作状态中。

我们从第一章已经了解到了循环系统最重要的器官是肺，然而充分的呼吸活动并不仅仅只是依靠肺就能完成。呼吸肌在这个过程中也承担着非常重要的责任，它们也必须是强壮和健康的。经过呼吸道肺部从大气中吸入新鲜的空气，因此，呼吸道必须很通畅，以便使肺可以运用完全呼吸的能力为人体提供氧气。现在我们了解到：要使循环系统能获得必要量的氧气需要具备以下三个必要条件：(1)肺必须健康。(2)呼吸肌必须强壮。(3)呼吸道必须通畅。现在让我们来看看瑜伽练习者所习练的体式是否可以满足这些条件。

一般来说，肺的健康依靠它的弹性能力以及组成它的肺泡的活动能力而定。如果肺保持着充分的弹性并且没有任何的肺泡是处于无效工作状态的，那么肺的健康水平当然是可以被保证。瑜伽体式的练习是否可以促进肺部组织的弹性并使每一个肺泡都积极参与到呼吸中呢？是的，我们可以确信这一点。蝗虫式和孔雀式在这方面的作用是很显著的。蝗虫式需要深吸气并在肺内压力较高时至少保持几秒钟屏息。这种高压状态促使空气进入每个肺泡内，同时使肺泡充分向外扩展而积极地参与呼吸工作。每天坚持做几次蝗虫式可以促使所有的肺泡都开始工作，即使也许只是在正常的呼吸节奏时。因为一旦肺泡习惯于参与每一次的呼吸，无论今后它们所受到的压力是高还是低，它们都无法轻易地恢复到不工作的状态。蝗虫式对呼吸系统的良好影响在孔雀式的练习中也产生同样的效果，练习的体式在第一章中已经很清楚地介绍了具体的练习方法，现在我们来了解一下蝗虫式和孔雀式的不同之处。在蝗虫式的最终姿势时必须屏息，而在孔雀式时则是随意选择性地进行屏息，这是为了训练练习者学会在不屏息的状态下保持平衡。我们现在已经了解到了蝗虫式和孔雀式的练习具有使所有肺泡发挥正常功能的作用。同时蝗虫式还可以保持肺部组织的良好的弹性作用。每一位医生都知道，如果我们能对弹性组织每天进行几次完全的拉伸就能够维持它们良好的弹性。在练习蝗虫式时需要深呼吸并且还要加入屏息的练习，因此肺部完全被扩张。如果坚持每天练习蝗虫式三到七次将会非常有效地帮助保持肺部的弹性。以上的介绍给了我们一些证明，让我们了解到：瑜伽体式的练习可以促进肺部组织良好弹性和肺泡充分的运用。瑜伽练习者通过体式的练习可以更好地维持肺部组织的健康水平。

我们现在来探讨关于第二个条件：呼吸肌的力量。蝗虫式的练习过程中需要深吸气；收腹收束和瑙利的练习则需要深呼气，这两者帮助构建了有力的呼吸肌，满足了第二个条件，呼吸肌的高效工作将所需的充分氧气输送到循环系统。接着我们来看看第三个条件——呼吸道的通畅。在扁桃体炎症、肥大和息肉；慢性鼻炎和鼻中隔扭曲时呼吸道都会被部分阻塞。练习瑜伽体式能排除这些阻塞吗？我们确认，瑜伽体式可以处理好扁桃体的各种非正常状况，对于慢性鼻炎也没有什么问题。但是对于其他形式的一些阻塞体式则是无能为力的。肩倒立、倒箭式、鱼式、舌锁术和狮子式已经被证实对治疗扁桃体炎非常有效，也可以缓解慢性鼻炎的症状。除了扁桃体肥大以及息肉还有严重的鼻中隔扭曲以外，我们已证明了瑜伽体式对于排除其他一些呼吸道阻塞问题的有效性，从而确保呼吸道的通畅。

总结以上的讨论，我们知道瑜伽的体式的确可以满足呼吸系统健康的三个条件。我们还证实了，这些体式的练习还可以保证循环系统的健康,使它们能有效完成输送氧气到各组织中的任务。这也就意味瑜伽体式的练习确实可以帮助身体机能的良好运转,为蛋白质、脂肪、盐、糖和氧气的供给提供了更好的条件。

正如在这一章开始时我们所陈述的,组织的健康不仅只是依靠五类养分的充足供应,还依靠于内分泌腺体所分泌并输送到全身的内分泌物质(各种激素)。因此,接下来我们来检验瑜伽体式对保持这些腺体健康的有效性。甲状腺、脑垂体、松果体和肾上腺还有男性的睾丸和女性的卵巢是人体内非常重要的位于各处的内分泌腺体。当这些腺体中的任何一个所分泌的激素缺乏时都将会导致很严重的后果。瑜伽体式是否能保持这些腺体的健康?回答当然是肯定的。肩倒立、倒箭式、鱼式和舌锁式、狮子式的练习对于促进甲状腺功能有杰出效果。头倒立则对脑垂体和松果体给予很好的照顾,肾上腺则可以从眼镜蛇式、弓式,收腹收束和瑙利的练习中得到刺激从而来保持它们的健康。肩倒立和收腹收束及瑙利的练习还可以非常有效地保持睾丸和卵巢的健康。瑜伽体式的练习可以确保最重要的这些内分泌腺体的健康,来促使它们分泌正常需要量的激素供应给组织。

以上这个简短的对体式生理效果的讨论,无疑为我们证明了体式的练习可以充分地满足身体各组织健康的第一个条件:不间断地提供适当的养分和各内分泌腺所产生激素。

保持各组织的健康所需要被满足的第二个条件是有效地排出废物。现在让我们来了解一下我们的身体需要排出哪些废物,瑜伽体式的练习是否可以帮助人体有效地将它们排出体外。

以下的这些物质被列为身体需排出的废物：二氧化碳、尿酸、尿素和胆色素衍生物(肝脏排泄——译者注)，尿液中含有尿酸和尿素，粪便中则包括混合的食物残渣以及肝脏排泄的胆色素衍生物。大部分的废物都对人体有害，如果它们在体内长时间停留将会导致各种生理功能失调现象。因此，对于各组织的健康来说及时将之排出是至关重要的。各类的废物由不同的系统清除，二氧化碳由肺排出；尿液中所含的尿酸和尿素由泌尿系统排出；包括混合的食物残渣以及肝脏排泄的胆色素衍生物的粪便则被消化系统所排出。因此，我们总结出只要消化系统、泌尿系统和呼吸系统这三个系统有能力充分地发挥它们的功能，我们身体内的废物就可以有效地从体内排出。我们学习营养元素时已经了解到，瑜伽体式结合收腹收束和瑙利的练习，可以使呼吸系统和消化系统维持有效的工作状态，对于泌尿系统这些体式的练习也发挥着同样的作用。在第一章中我们已经讲解了泌尿系统的大体解剖结构，它们由肾脏、输尿管和膀胱、尿道所组成。其中真正排出尿液的是肾脏，其他的部分只是作为储存和输送尿液排出体外的通道。肾脏位于腹腔内。我们知道有一些瑜伽的体式能非常有效地练习到腹部。这些体式的练习再加上收腹收束和瑙利的练习，对肾功能的帮助效果非常显著，有力地维持了肾脏健康，使我们的身体有充分的能力去清除溶解在尿液中的尿酸和尿素。

通过以上的简单介绍我们了解到，体式完全可以满足促进人体保持各组织健康所必需的第二个条件——有效地清除身体内的毒素。

现在我们开始学习第三个也是最后的一个条件——健康的神经链

接功能。首先来让我们了解一下什么是"健康的神经链接功能",然后我们来看看瑜伽体式是否对此有所帮助。

神经系统最重要的部分是大脑,接下来是脊髓和两个交感神经带。从大脑和脊髓不同的神经经过多次分支,使它们分布到全身各部位。神经网的分布非常完备,任何人体组织都存在它们自己的神经链接。这主要是因为只有通过神经各组织才有能力完成它们的工作。如果这些神经链接的功能衰退了,相应的组织功能也会衰退,如果这些神经的功能受到了损坏,那么同时这些相应组织的功能也就丧失了。因此,如果负责控制大肠的神经功能衰退了,它们的工作也将不会很有效,于是就会导致便秘的现象。如果面部的某部分神经被切除或者瘫痪了,那么这部分神经所支配的脸颊肌肉将会失去收缩功能,永久地处于放松状态,因此会导致另一侧的脸颊肌肉将面部拉向一侧,这就会出现典型面瘫患者的面容。由此我们了解到人体各组织的健康和活动只有在相应的神经链接保持健康状态时才可以得到保障。因此人体组织健康所需要的第三个条件是:神经链接能充分地行使它们的功能。

瑜伽体式是否能保持全身的神经功能处于有效的状态呢?是的,它们能够完成这个任务。头倒立和倒箭式通过供给大脑丰富的血液来确保它的健康,同时也对脑神经所支配的不同器官的健康起到重要作用。所有的瑜伽体式练习都是杰出的脊柱练习。通过脊柱的前弯和后弯还有向右向左的扭转确保了它完美的弹性并由此保证了位于脊柱中央的脊髓的健康,同时也保证于交感神经的健康,它们掩埋在脊柱周围的肌肉内。收腹收束和瑙利通过横膈膜的运动来产生特殊的促进脊髓和交感神经健康的作用。神经发自大脑和脊髓,它们的一些重要的干支位于胸部和腹部,而体式以及收腹收束和瑙利的练习提供给我们对于躯干的这两部分非凡的练习,通过这些练习进一步促进了位于这两部分神经的健康水平。头倒立和半头倒立、肩倒立的第一阶段,倒箭式的练习照顾到了下肢,而蝗虫式、孔雀式、肩倒立和倒箭式等还同时加入了上肢的参与,这些都为保持支配它们神经的健康起到了积极作用。因此,我们看到了,体式有能力不仅保持脑部和脊髓还有交感神经的健康,同时也积极作用于分布于全身的脑神经和脊神经的分支。

从上面的简介中读者可以看到:瑜伽体式的练习完全可以满足维持人体各组织健康三个必要的生理条件。它们有能力促进人体完成以下生理活动:不断地供应适当的营养物质和内分泌腺体所分泌的各种激素到全身各组织并被人体吸收利用;各种人体代谢产生的废物能有效地被清除出体外;维护神经链接保持在健康状态。如果身体各部位组织都充分地满足于这些生理条件,我们总体的健康水平也将会提高,同时也会在人体内产生更大的能量。

从以上的内容中,我们了解到了体式有能力对脊髓和大脑进行格外训练。这两者是神经系统非常重要的部分,昆达里尼精神能量被唤醒后将通过它们继续进行工作。如果大脑和脊髓处于不健康状态,并且不具备承受昆达里尼能量的能力,瑜伽练习者则会在这个过程中遇到不同形式的麻烦问题。因此想要通过瑜伽的练习发展自我精神能量的人,应该尽可能地对大脑和脊髓进行训练。瑜伽体式的练习就提供了针对它们的专项训练。即使对于那些只想把瑜伽作为提高个人身体健康水平的练习者们,对于大脑和脊髓的锻炼也有特别的意义。在这本书的第一章里我们已经了解到,人体所有的系统都在神经系统的控制下工作。大脑和脊髓作为神经系统最重要的部分,它们的健康是其他各系统能健康完成自己的功能的基础和保障。因此,对于一个意欲进行精神修习的学生来说,首先锻炼自己的大脑和脊髓来保持它们的健康是至关重要的。

我们必须在结束对于练习的体式的研究之前来讲一讲骨骼肌。不仅每个个体所有的身体运动,而且他们的健康也与骨骼肌有直接关系。如果某人的手或者腿失去了肌肉或者肌肉存在缺陷,那么身体的某些活动也就没有可能完成。如果胸部或者腹部的肌肉退化了,人们将会成为各种疾病的受害者。由于女性腹部和骨盆的肌肉很弱,在印度常引起令人吃惊的由于生育所导致的较高死亡率,以及大量流产或早产现象。这很清楚地表明了骨骼肌对人体健康的重要性。那么瑜伽体式是否能锻炼到这些骨骼肌?回答是肯定且积极的。我们刚才所提到的有关胸部和腹部肌肉的问题,瑜伽体式的练习可以对它很有帮助,并得到令人满意的效果。因此一个经常练习瑜伽体式的人,他的呼吸系统和消化系统将不会再出现什么麻烦问题;如果练习者是女性,她的孕期和生育时的顺利和健康也会有所保障。但是瑜伽体式并没有计划去发展出强壮的手臂和腿部肌肉。瑜伽体式虽然也提供给我们大量的练习,它们维持并提升了上肢和下肢肌肉的健康,但在这些瑜伽身体练习中只是关注了肌肉的力量发展,并不是练习所追求的特殊目的。如果对腿部和手臂的肌肉有专业发展的需求,请参加其他的一些专门训练这些部分肌肉的练习。我们需要告诉练习者的是：无论是身体任何部位的肌肉，日常生活中所需的肌肉健康状态完全可以通过瑜伽体式的练习来满足。

现在我们已经简短针对一些瑜伽练习体式的科学特点进行了讨论，接下来我们将以同样的方式来对冥想体式进行讨论。

在这一章的开始部分我们已经介绍了冥想体式的目的，它是为瑜伽练习者今后在练习调息、制感、内省和三摩地时有能力较长时间保持舒适的坐姿，并与瑜伽的其他练习相结合来帮助唤醒昆达里尼。现在让我们从这些冥想体式的生理作用来看看它们是否能带来生理学意义上的这些效果。

在学习冥想的体式时，我们将会很快被它们以下的三个明显的生理学特征所吸引：

1.竖直的脊柱位置是为了排除可能对腹部内脏器官产生挤压，由此也减除身体的额外负担，从而使承受负担的思想也得到更多自由。

2.给予骨盆区域丰富的血供使骶尾神经功能协调并与其他的瑜伽练习合作从而帮助唤醒昆达里尼。

3.在身体内产生最少量的二氧化碳从而使肺部和心脏的活动减少，在集中心智之时排除身体方面对它的影响。

现在让我们从细节上来验证以上这些特点。

每一个冥想的体式都需要脊柱保持竖直。然而，我们从第一章的学习中知道，事实上我们的脊柱存在几个自然的生理曲度，并不是完全直的，所以当我们说到保持脊柱的竖直时，我们的意思是不要在脊柱上产生除此之外的额外非生理弯曲。直立的脊柱可以确保我们的躯干和头部垂直于地面。保持脊柱竖直的生理学的益处,常被描述为它能保持脊髓的竖直,并且因此保持它们位于适当的位置去发挥它们的功能。这个论点在我们下面的讨论里并不完全支持。首先,脊髓并不是完全垂直的,而是根据围绕在它外侧脊柱的自然生理曲度也存在着相应曲度。人体的解剖结构为脊髓提供了完美的外在保护,由于脊柱可以完成几乎任何方向弯曲的运动,因此想要真正去干涉脊髓任何的基本生理功能几乎是不可能的事情。我们现在大致描述脊髓所处解剖结构如下:脊髓被三层膜状结构包绕,每层之间都存在各自的腔隙,内含一定量的液体以及一些脂肪类和疏松结缔组织、血管等。脊髓被周围这种类似袋状的结构层层保护着,可以避免外界的任何冲击和振动对它们产生直接的冲击,而影响它们的正常生理功能。当脊柱产生各种方向的弯曲和扭转状态时(当然这些变化都是有一定限度的),就是这些特殊的结构保证脊髓的安全和完好无损。因此,即使是脊柱不保持竖直,也没有任何的可能性使脊髓受到干扰。我们看到了先前的那个关于保持竖直脊柱所能带来的生理上益处的论点,可以说或多或少有些是来自于想象的,所以让我们继续来探讨这样做更适合和更真实的理由和益处。

我们倾向于以下观点,瑜伽练习坚持主张在冥想时保持竖直脊柱,是为了避免挤压腹部内脏,因为这会造成这些器官的充血,从而导致一系列的疾病。在上面的内容里我们已经学习了如果腹部的肌肉虚弱将会导致便秘现象。脊柱前倾(也就是没有保持脊柱自然生理竖直位置)的结果是使身体放松,如果在一天内保持很多个小时这样前倾的姿势(每个严肃认真的瑜伽练习者每天保持冥想的时间),将会由于长时间习惯性地保持放松状态,而导致腹部肌肉变得虚弱。这样前倾弯腰的动作同时还会挤压腹部器官而导致发生便秘现象,而习惯性的便秘则会引发更多的身体失调现象,这将或多或少会导致一些威胁身体健康的危险。如果人们平时能保持竖直的姿势,所有的这些麻烦都可以被避免。竖直的姿势能安全地保持脊柱的正确位置,因此瑜伽冥想体式的练习将保持脊柱竖直作为技术中很重要的部分。

为什么在冥想时需要将脊柱保持竖直还有另一个原因。在冥想的过程中,我们的心智必须完全地从有负担的身体中解脱出来,这就意味着身体必须保持在一个轻松、舒适和平衡的姿势中。这些在冥想中所需要的必要条件由于保持了脊柱的竖直,以及由折叠的双腿和放置于膝关节上的,或者位于骨盆前侧的脚跟上的双手,所构建的阔三角形基底而得以实现。除了躺下的水平姿势外,脊柱竖直的姿势可以说是脊柱所能保持的最舒适的姿势了。但是躺下水平的体式是不能用来冥想的,因为在这个姿势时练习者很容易昏沉而睡着。因此竖直的姿势是唯一并最好的可在冥想中应用的姿势。练习者通过不断练习,会感觉到冥想的体式的确是用来冥想最舒适的姿势,它们将会给心智更大的自由空间去跟随它们自己的活动节奏,而不会受到身体额外的纷扰。

第二个冥想体式的生理特征是它们可以为骨盆区域提供更丰富的供血,从而提升骶尾神经的功能。在练习所有的这些姿势时下肢屈肌被很好地收缩并挤压,使肌肉在相当的一段时间内保持不活跃的状态。由于这些原因血液的自由流通受到了一些限制,从而使骨盆区域得到了额外来自腹主动脉的供血。继而,从这个区域发出的神经组织,也就是骶神经和尾神经同时也获得了更丰富血液的滋养。

丰富的供血过程促进了神经功能的增强，从某种程度上也是唤醒昆达里尼的部分成因，当然瑜伽的其他练习将与这些冥想的体式互相合作，来完成这个激发昆达里尼的过程。实际上从一些传统瑜伽理论的基础上我们已得出结论：坚持不懈地进行冥想体式的练习本身就足以唤醒昆达里尼。

第三个也是最后一条生理的特征是：脊柱竖直的姿势会产生最小量的二氧化碳。这是由于虽然在保持冥想体式时需要肌肉的能量，尽管这还没有少到像是在躺下或是睡觉时那样，但是却少于其他任何坐着或者站着的姿势时所需要的量，冥想的体式使肌肉进行尽量少的活动，而使能量的消耗降低到最小量，因此也使冥想体式时二氧化碳的产生降到了最小量。

我们从前面的章节了解到以下这个生理现象，也就是肺的活动和身体内产生的二氧化碳是成正比的。如果体内产生了大量二氧化碳，肺的生理活动也将自然地随之增强，如运动员们在进行跑步、摔跤和划船等运动时的情形一样；相反，如果身体内产生的二氧化碳减少了，肺部的活动也会随之变慢。如人们在躺着或睡着时，心脏的运动和肺的活动则是相一致的。当肺的活动增加时，心脏的活动也会相应增强；当肺的活动放慢时，心脏也会缓慢下来。根据以上观点，由于冥想体式产生最小量的二氧化碳，因此肺和心脏的活动节奏也随之降低。如果这些冥想的体式保持一定长度的时间，假如可以达到半小时到一小时，呼吸将会开始变浅，而心跳也会趋向于缓和的节奏，练习者所有的生理活动也呈现出逐渐停滞的状态。在这种情况下呼吸会变为腹式呼吸,腹部的肌肉只是轻微地前后运动,这使我们能很仔细地观察肺的工作。这时自然而然地,练习者的思想几乎完全停止了生理活动所带来的纷扰,起初他们会发现自由的心智将引导它们向内去领会内在的奥秘,然后他们将会放下以智力武装的外在自我,进入面对面地对真理的见证,最终他将投入其中,与真理融为一体。

这个简短的关于瑜伽体式科学的探讨,确切地证实了关于瑜伽体式所有的益处。由此,我们无可争议地得到了以下的结论:对于想全面发展身体、心智和灵魂的练习者,瑜伽体式的练习将会提供给他们最全面的益处。

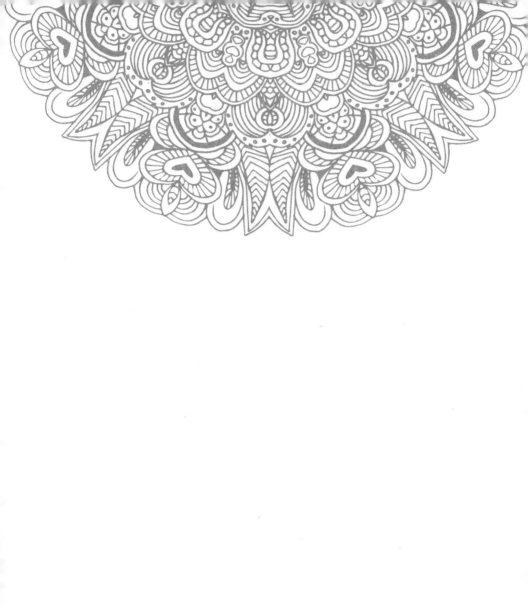

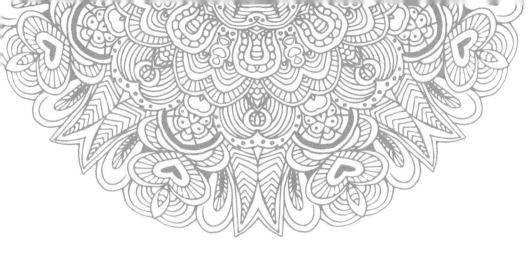

附录 I

瑜伽身体练习完全课程

适用正常健康水平的人群

体式 Āsana

头倒立Śiîrshāsana：1/4 到 12 分钟，每周增加 1/2 分钟。

肩倒立 Sarvāñgāsana：1/2 到 6 分钟，每周增加 1 分钟。

鱼式 Matsyāsana：1/4 到 3 分钟，每周增加 1/4 分钟。

犁式 Halāsana：1 到 4 分钟，所有的阶段加在一起，每周增加 1 分钟。

眼镜蛇式 Bhujañgāsana：3 到 7 轮，每一轮保持 10 秒，每两周增加 1轮。

蝗虫式 Śalabhāsana：同眼镜蛇式。

弓式 Dhanurāsana：同眼镜蛇式。

半鱼王式 Ardha-Matsyendrāsana：每一侧 1/4 到 1 分钟，每周增加 1/4 分钟。

双腿背部伸展式 Paśchimatāna：1/4 到 1 分钟，每周增加 1/4 分钟。

孔雀式 Mayūrāsana：1/6 到 2 分钟，每周增加 1/4 分钟。

挺尸式 Savāsana：2 到 10 分钟，每周增加 2 分钟。

收束法 Bandha

收腹收束法 Uḍḍiyāna：3 到 7 轮，每周增加一轮。

契合法 Mudrā

瑜伽身印式 Yoga-Mudrā：1 到 3 分钟，每周增加一分钟。

清洁法 Kriyas

瑙利（腹部滚动法）Nauli：3 到 7 轮，每周增加一轮。

圣光调息法 Kapālabhāti：3 轮，每轮从 11 次最多到 121 次，每周增加 11 次到每一轮中。

呼吸控制法 Prāṇāyāma

成功式呼吸控制法法 Ujjāyiî：7 到 28 轮，每周增加 3 轮。

风箱式呼吸法 Bhastrikā：3 轮，每轮 11 次到 121 次，每周每轮增加 11 次。每一轮后跟随适当的屏息。

关于瑜伽身体练习完全课程的练习说明

限制：

请瑜伽练习者务必牢记这些经过时间验证的对于每一个练习的限制，它们对我们的安全练习大有裨益，我们将其中的重点总结出来列在下面：

耳部疾患（尤其是流脓的现象）、眼部毛细血管脆弱的人，心脏功能较弱的人都应避免练习头倒立。慢性鼻炎患者应谨慎练习倒箭式和肩倒立式。腹部脏器有较严重问题的人，尤其是脾脏增大的人，应避免练习眼镜蛇式、蝗虫式和弓式。便秘的人最好不要长时间练习瑜伽身印式和双腿背部伸展式。一般来说，心脏功能较弱的人应将收腹收束法和腹部滚动法及圣光调息法排除在练习之外。肺部功能较弱的人也应将圣光调息和风箱式呼吸法以及成功式呼吸控制法的屏息练习排除在外，但是成功式呼吸控制法的吸气和呼气练习对于即使是肺部虚弱的人也是适当的。血压的记录经常在 150mmHg 以上 100mmHg 以下(收缩压)的人应该不要独自练习瑜伽，找到有经验的老师针对他的练习进行指导是明智之举。

注意：任何身体部分的功能很大程度减弱时，都应该咨询专家给予适当的练习建议。

练习量的说明：

这个完全的课程是针对普遍情况设计的。每个练习的时间比例也针对普遍情况，因此不适合于一些有特殊需求或者身体非正常状况的人。

练习者可以根据自己的情况缩短练习的时间，只练习每个练习后所列出的最大量时间的一半。

在第六章给出了另一种选择。

在完全练习序列中每个练习的最大限度时间如下：

头倒立 6 分钟；肩倒立 3 分钟；鱼式 1 分钟；犁式 2 分钟；眼镜蛇式、蝗虫式、弓式每种各 3 分钟；半鱼王式、双腿背部伸展、孔雀式每种各 1分钟；收腹收束法 2 分钟；瑜伽身印 1 分钟；瑙利(腹部滚动)3 分钟；圣光调息或者风箱式呼吸 8 分钟；成功式呼吸控制法 7 分钟。

如果练习者想要保持最少的练习时间请参阅简短课程的安排。

注意：

·在任何情况下不应该在练习完后产生疲倦的感觉，练习者应该在练习完后有一种完全被更新的感觉，他们的神经系统得到一种很好的安抚。

·整个的课程不必要被一口气去完成。在其间加入适当的放松很有益处。

·在练习中所消耗的能量不应该导致整个身体紧张。

·在瑜伽体式的练习中无畏地冒险要绝对避免。

无论何时由于何种原因，如果间隔了较长的时间没有练习，再次开始练习时，都应该从少量的练习开始，尽管也许你依然能完成完全的课程。

·任何严重的疾病后，瑜伽的练习都应该在患者恢复了完全的精力，在能够承受练习后才能开始逐渐。在正式开始练习前，坚持每天进行适当时间的散步一周，是我们建议并提倡的一种缓和的开始方式。

·不要在进食中等量的固体食物或是较大量的液体食物后的一个半小时内就开始瑜伽的练习。进食半杯液体饮食后可以在半小时后开始练习，正餐后(食量较大时)至少应该在 4 个半小时后开始练习。简短地来说就是瑜伽的练习应该总是开始于空腹时。

·练习后的半小时后摄入适量的饮食不会对人体产生伤害。

场地：

任何通风良好的地方都可以作为练习的场地。唯一需要注意的就是不要使身体处于气流强劲的地方。

座位：

对于精神习练者来说，能有一个按传统安排的坐处是非常好的。印度画眉草编的地毯上铺上晒得很好的鹿皮，上面再铺一层可以每天清洗的厚的印度手织棉布,这就布置成了一个很舒服的座位。进行身体练习的人应准备一个足够大的地毯来用于体式和呼吸的练习。从卫生学的角度来看,最好也在上面铺一块方便清洗的手织棉布。

时间和顺序:

1.收腹收束、腹部滚动和圣光调息、风箱式呼吸、成功式呼吸控制法应该在早上练习,顺序就按照课程中所列出的执行。

2.便秘的患者可以在自然排便前练习收腹收束和腹部滚动。

3.腹部滚动前可以喝300~600毫升左右的加入粗盐粒的温水(每30毫升水加一克盐),这将促使加快肠道的蠕动。

4.圣光调息或是风箱式呼吸、成功式呼吸控制法不仅应该在排泄后再练习,而且尽可能地在沐浴后进行。针对以上练习可以采用莲花坐和至善坐体式,对于圣光调息和风箱式呼吸来说莲花坐是最理想的姿势。

5.体式的练习最好安排在傍晚,因为晚上肌肉的弹性比早上要好。

6.瑜伽身印和成功式呼吸控制法、圣光调息,风箱式呼吸也可以在晚上练习。

7.瑜伽身印应和瑜伽体式放在一起在挺尸式之前练习。

8.无论在早上还是晚上,瑜伽的练习都应该按照下面的顺序。首先是瑜伽体式和瑜伽身印的练习,然后是收束法、清洁法,最后练习呼吸控制法。圣光调息法应该视作呼吸控制法。

9.瑜伽体式的练习最好按照在此列出的顺序去练习。如果想让自己得到真正的训练,最好严格按照整个的序列去练习。也可以选择自己喜欢的不同体式以不同的顺序来练习,简单的放在最前面,难的则放在后面练习。

10.省略了某些特殊练习,并不会影响学生获得其他练习的益处。

与其他练习的结合:

1.在同一时期进行(同一段时间但不是同时练习,而是间隔或交替练习——译者注)瑜伽练习和其他较激烈的肌肉练习并不会产生什么不良的身体影响。

2.不要练完了一项紧接着又去练习另外一项。彼此之间至少要间隔20分钟。

3.想获得整个身体系统平衡的人,可将瑜伽的练习放在后面,而那些想要在练习后得到精神愉快的人则可以把肌肉的练习放在后面。

4.如果把走路作为练习,一定要保持快走,它应该被列为肌肉练习的范围内。散步则是不同的方式,可以在瑜伽练习前进行。

瑜伽练习和沐浴:

1.瑜伽练习前应该进行全面的沐浴,因为它起到了促进全身血液循环的作用,将会使通过瑜伽的练习将血液导引到特殊需要的部分的目的变得更加容易。

2.当沐浴只是为了促进某个局部的血液循环时,则不宜在瑜伽练习前或是之后进行马上进行,虽然局部的沐浴有时也会被专家建议加入到一些特殊的练习中。

饮食、吸烟等:

1.任何人都应该只进食适合自己身体并且也是身体所需要的食物,

而不要仅仅是为了满足味觉的需求而进食。

2.即使是健康水平很高的人也应该适当限制进食的品种和方式,不要只选择自认为喜欢的各种食品。每种食物都应该进食适当的量,并经过充分地咀嚼,这样它们会充分地和唾液相混合,使消化更加容易。

3.消化功能较弱的人应该进食低蛋白含量的饮食,每天两餐,甚至只进一餐,并且确保所有食物保持足够的新鲜。

4.消化不良、便秘、尿酸超出正常范围的人,应该从饮食中完全去除所有豆类食品,还应该避免进食马铃薯、茄子和洋葱。

5.进食后半小时喝些水是在任何情况下都是很适合的。如果消化功能良好,也可以在进食的同时喝些水。

6.警告避免所有的酒类。茶、咖啡也不要过度饮用,当然最好被一起彻底放弃。一个非常在意自己健康的人,最好的饮品莫过于白开水了。

7.常年吸食大量的任何种类的烟草最终将会损害神经系统。虚弱的神经系统、持续咳嗽、嗓子疼痛等总是会折磨着吸烟严重的人,当然也会经常困扰那些只是少量吸烟的人。

8.所有不是处于自然的以及非正常状态的性爱都是不好的。即使是自然状态和正常性行为,过多也是不被提倡的。

9.除非性行为是出于绝对的生理需求,否则其他类型的性行为都是不健康的。

关于女性的练习:

1.这里所列出的完全序列的练习适合于男性和女性。

2.月经和怀孕期间暂停所有的瑜伽练习对于女性来说是有益的。

关于孩子们的练习：

1.男孩和女孩最好从简短课程开始练习,然后再开始进入完全课程的练习中。

2.12 岁以下的男孩和女孩最好不要练习眼镜蛇、半蝗虫式和弓式、双腿背部伸展、犁式和瑜伽身印式。12 岁以后就可以开始练习完全的序列了。

注意：这个完全序列和以上的这些说明是提供给具有正常健康水平的人群的。对于健康水平低于正常水平的人,我们建议从简短课程的练习开始,或者最好去咨询专家和导师,得到适合自己的练习方案。

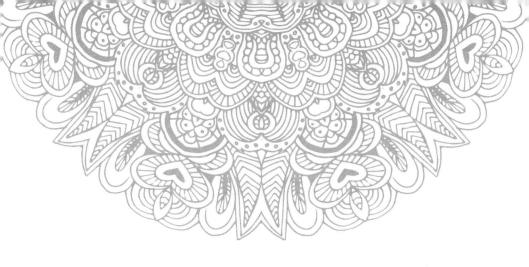

附录 Ⅱ

瑜伽练习简短课程

1.眼镜蛇式:每个体式三到七轮,每次每个体式保持2~5秒,每两周每个体式增加一轮。

2.半蝗虫式:同眼镜蛇式。

3.弓式:同眼镜蛇式。

4.犁式:在半犁式的每个阶段值保持2~3秒。然后通过四个不同的阶段去练习完全的犁式,每个阶段保持2秒。共三到五轮,每两周增加一轮。

5.双腿背部伸展:三到七轮,保持5秒,每两周增加一轮。

6.半鱼王式:三到七轮,保持5秒,每两周增加一轮。

7.瑜伽身印或者收腹收束:三到五轮,保持10秒。每周增加一轮。

8.倒箭式:二到五轮,半倒箭式每个阶段保持2秒,完全倒箭式保持10秒,每两周增加一轮。

9.成功式呼吸控制法呼吸:七到二十一轮,每周增加三轮。

关于简短课程的说明

1.简短课程是为没有足够时间的人、身体条件还不具备练习完全课程的人和没有愿望去练习完全序列的人所设计安排的。

2.所有完全序列练习的说明都适用于这个简短课程和后面的简易课程。

3.可以从 9 岁开始练习在简短练习列表中的练习项目。成功式呼吸控制法和收腹收束不应在 12—13 岁前开始练习。

4.简短课程适应于男性和女性。

5.可以接受在早上练习的人,如果愿意的话可以选择在早上或晚上进行练习。其他的人应该在早上练习成功式呼吸控制法和收腹收束,其他的练习则放在晚上。成功式呼吸控制法也可以在晚上练习。

6.这个简短的课程的整个练习项目不应该被省略任何一项,但是可以在总的时间量上减少一些。

7.虽然这个简短的和后面简易课程的整个列表中的练习是比较简单容易的,但是患有严重疾病的人还是不应该自作主张去练习其中的内容。

8. 下面的简易课程是为那些身体健康水平较低或很虚弱的人所设计的, 但是如果同时他们还有一些特殊的疾病请咨询专家后再进行适合的练习。

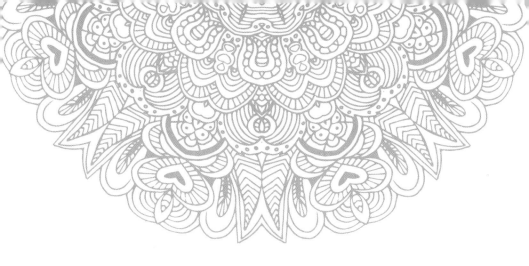

附录Ⅲ

瑜伽身体练习简易课程

1.成功式呼吸控制法:七到十四轮,每周增加两轮。

2.眼镜蛇式:二到五轮,每个保持 2~5 秒,每两周增加一轮。

3.半蝗虫式:同眼镜蛇式。

4.半犁式:从一侧的腿开始练习。两周后两腿一起开始练习。在 15

度、30 度、60 度和 90 度各保持 2 秒,三到六轮,每两周增加一轮。

5.脊柱扭转式:三到六轮,每轮每侧保持 5 秒,每两周增加一轮。

6. 轮式 Chakrasana(侧弯):二到五轮,每侧 2 秒,每两周增加一轮。

7.双腿背部伸展式:三到五轮,每轮保持 5 秒,每两周增加一轮。

8.瑜伽身印式或者变式:三到五轮,保持 5 秒,每周增加一轮。

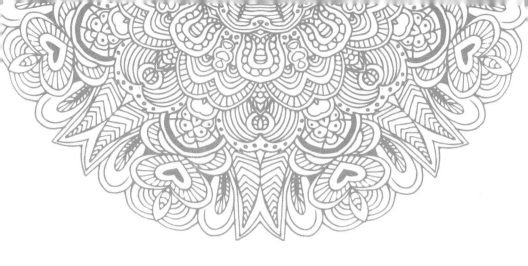

注释

①下面分别列出的首要的六类情绪，अहंसासत् यास् ते यब् रह् मच्र् यपरिग् रहा यमाः।，它们被认为是对人更重要的敌对作用。学习完这一章后读者将会知道它们也是人类身体健康的敌人。

《薄伽梵歌》中提到前三种情绪对于精神修炼者具有破坏性的力量，就像是将他们拉到地狱中一样。

参考：शौचसं तोषतपःस् वाध् याये श्वरप्रणिधानाननियमः।《薄伽梵歌》XVI-21

②这不要被理解为我们意指无神论者不可以练习瑜伽体式。我们很确定地告诉大家，如果在其他条件都相同的情况下，一个虔诚的信仰者在练习体式时将会比无神论者获得更大的益处。

③没有画眉草编的毯子时可以以任何其他草编的毯子代替。

④那些由于良心(心理)因素拒绝使用兽皮者可以将厚的羊毛织物折叠几次后使用。

⑤我们已将这个般达作为主题并以 X 射线和许多其他的试验进行研究，我们对于它的描述立足于科学的观点，但是鉴于此书的特点是为普及大众而出版的，因此，我们已经尽可能地将这些概念简单明了化了。

⑥胸部和腹部压力的改变是由于腹部的凹陷所导致的，详细的描述见《Yoga-Mimānsā》，有兴趣的学生可以查阅这个杂志科技卷的第 II

和第Ⅵ卷。

⑦这种能量被锁在腹部下方的区域，收腹收束法是可以让这种能量释放并使它能沿着脊柱提升起来的很多练习中的一种。

⑧此处所指的会阴位于生殖器和肛门之间——译者注。

⑨A Svastikā 吉祥符。——译者注。

⑩此处的位置是指大腿内侧髋关节的位置——译者注。

⑪除了脊柱的生理弯曲之外的弯曲，因为此时需要保持的竖直位置实际上是保持了脊柱的生理弯曲,而不是使脊柱拉直了——译者注。

⑫门静脉系统主要是收集腹腔内消化管道，胰和脾的静脉血入肝的静脉管道,门静脉进入肝脏,在肝内又分成毛细血管网(与肝动脉血一起注入肝内血窦),然后再由肝静脉经下腔静脉回流入心脏——译者注。

⑬这几个阶段在瑜伽的教科书和一些瑜伽的传统中并没有被要求。它们被包含在这里是因为能轻松地从 90 度腿的角度时举起身体，而且它们还具有练习和治疗的价值。

⑭这个阶段在其他的瑜伽书籍中并没有描述，主要是不同的瑜伽传统要求不同,在这里要求练习是因为这种练习可以使腿从 90 度举起身体变得容易,还对增强腹部肌肉和缓解便秘很有帮助。

⑮双手相扣的技巧在头倒立处已经解释过了。

⑯下巴和舌头的这种动作组成了瑜伽中的狮子契合法(simha-mudra)。

⑰参阅第三章。

⑱参阅第三章。

⑲当人体的腹部肌肉虚弱时,使得胃、肠等腹部的器官有向下垂的

趋势。几乎所有的患有慢性便秘的人都有腹部器官移位的问题。有计划地使这些器官回到原来位置的练习,叫作复位练习。

⑳参见前面肩倒立处的注脚。

㉑由于在做这个练习时要求头向下垂,所以练习者可以观察到他的腹部肌肉的工作和收缩状态。

㉒在这里介绍的研究中,我们将加入第五章中所介绍的四个附加的练习,虽然那些练习从技术角度上不能被称为体式。事实上在这一章我们所学习的是在完全课程中所涉及的所有练习(见附录 I),除了三种呼吸的练习:成功式呼吸控制法、圣光调息和风箱式呼吸。

中青悠季瑜伽系列图书

通往瑜伽世界
改变生命能量
必读书单

悠季瑜伽创始人
前《ELLE 世界时装之苑》主编
尹岩女士　幸福推荐

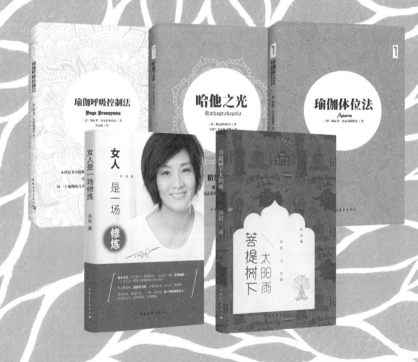

更多瑜伽图书将在2018年陆续推出